漫画で読むヘルスアート療法

愛欠乏症候群

心の自立を育てよう

漫画　浅葉みさき
監修　中原和彦・中原敏博

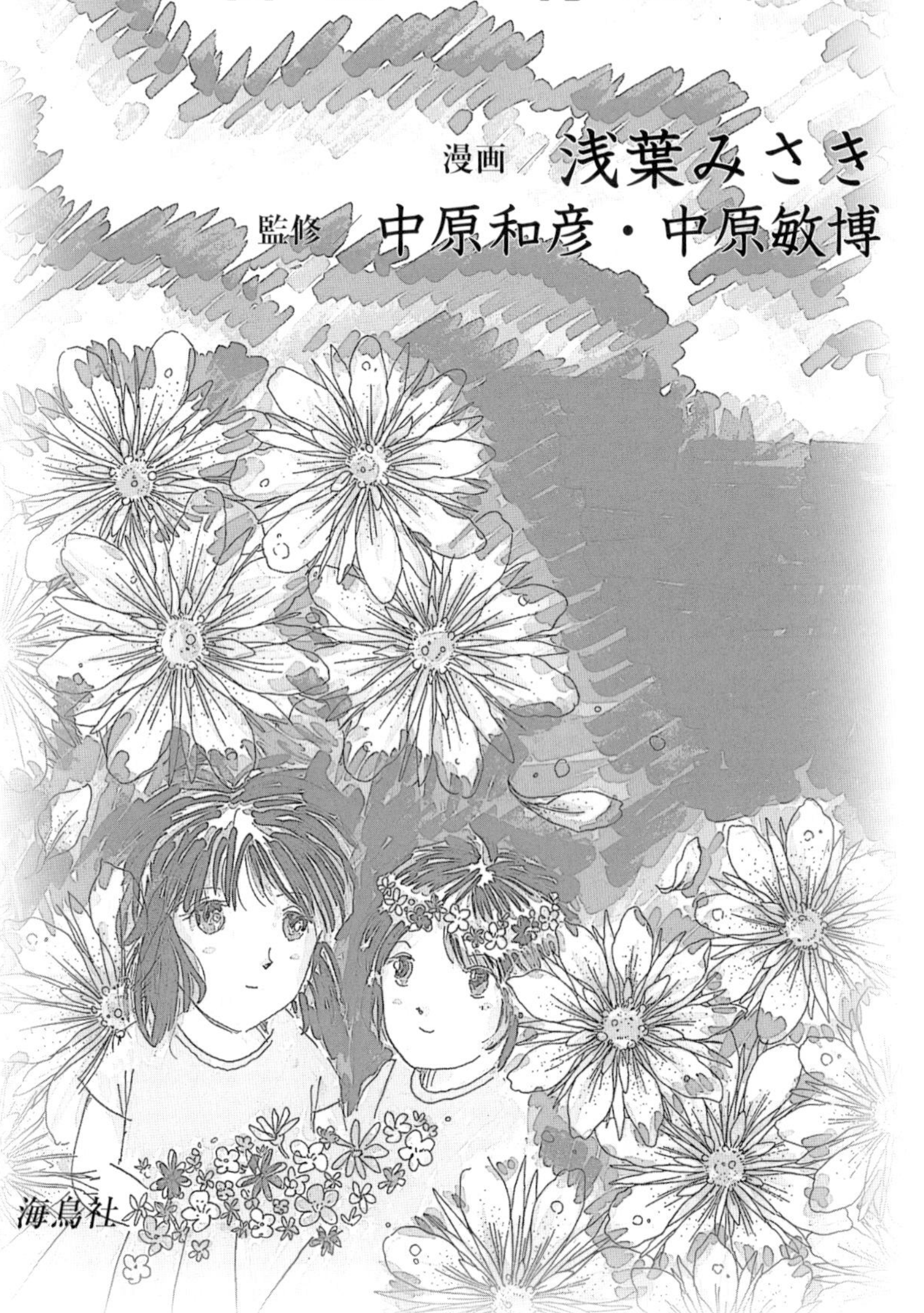

海鳥社

目次

メッセージ

詞：中原和彦　曲：安東みどり　補作：下司愉宇起

1　ママ、産んでくれてありがとう
何もできない私達を抱きしめてくれたり
手をかしてくれて本当にありがとう
おかげでこんなに大きくなりました
夢を持って生まれてきたんだ
ママを選んできたのは僕だよ私だよ

2　面倒かけるけど、見守っててね
時にはだまって聴いてくれたね
考える時間をくれてありがとう
おかげで強い勇気をもてました
希望を持って生まれてきたんだ
将来やりたいことがたくさんあるんだよ

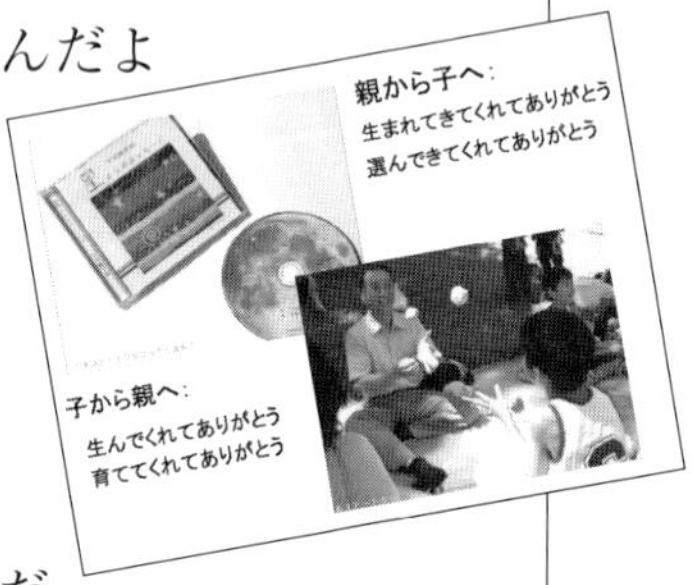

親から子へ：
生まれてきてくれてありがとう
選んできてくれてありがとう
子から親へ：
生んでくれてありがとう
育ててくれてありがとう

3　ごめんなさいや、ありがとう
叱られて、励まされて
優しくされたり
人のぬくもりを　今度はおかえしだ
おかげで人が好きになりました
愛を持って生まれてきたんだ
愛の泉はみんなの心にあるんだよ

刊行に寄せて

特定非営利活動法人
「子どもの脳・心・生命（いのち）を守る会」顧問
精神科・心療内科医（あごひげ先生）

中原敏博

この漫画は、平成二十五（二〇一三）年八月十一日にNPO（特定非営利活動）法人「子供の脳・心・生命《いのち》を守る会」主催で行われた講演会、「メッセージ～子供の自立と愛」の第一部「メッセージドラマ」を漫画化したものです。実際の体験をもとに、ストーリーを脚本化して「かんなさん」と「ひまわりさん」とともに、あごひげ先生として舞台に上がらせていただく機会を与えていただきありがとうございました。

NPO法人の理事長でもあり、ドラマの主治医でもある父（和彦）の代わりに、「かんなさん」「ひまわりさん」の病状を説明させていただきながら、ヘルスアート（健康芸術）医療の基本である、

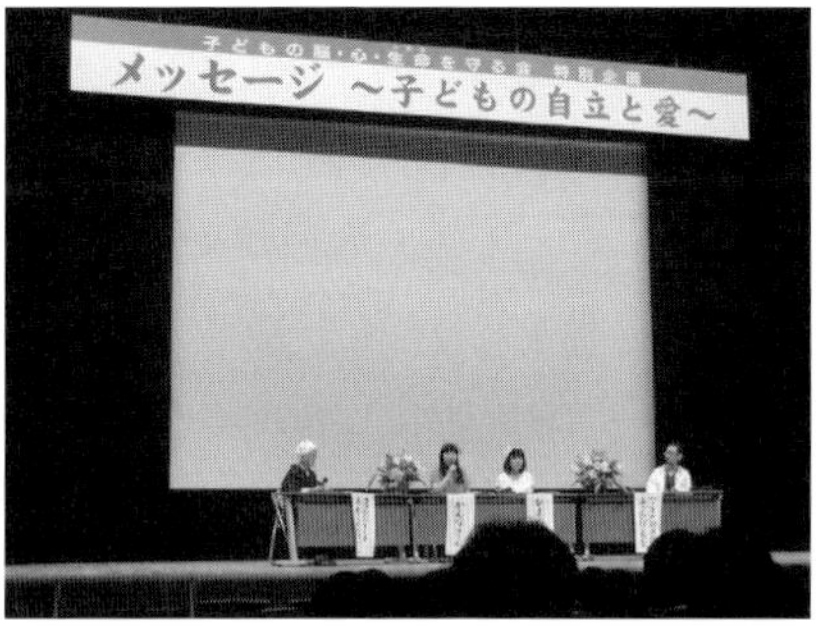

平成25年8月11日「メッセージ～子供の自立と愛」第1部「メッセージドラマ」の様子

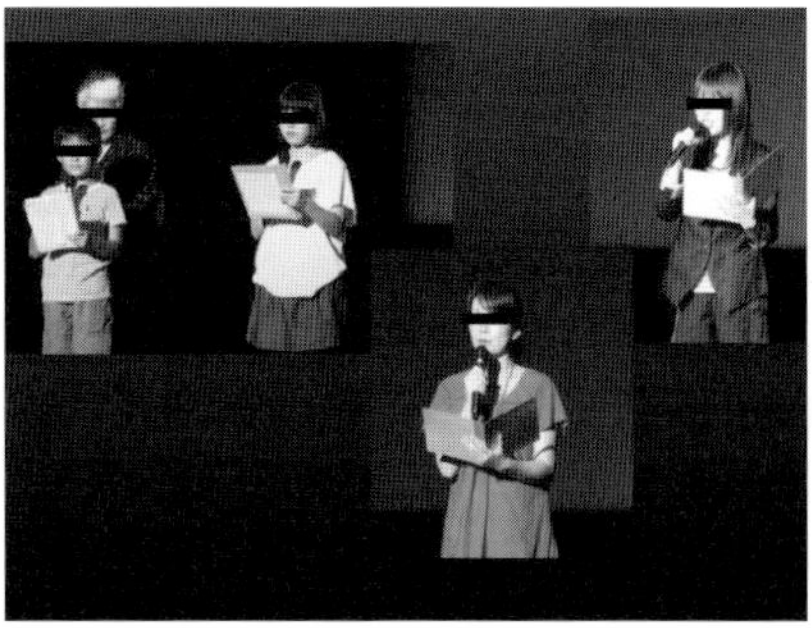

「メッセージ」の歌詞を
朗読する会員のみなさん

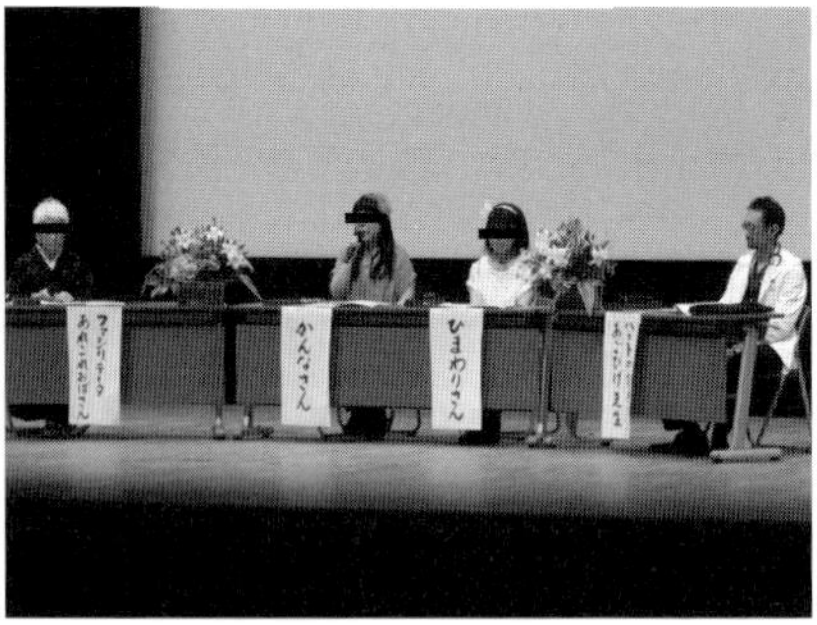

「メッセージドラマ」で自らの経験
を語るかんなさんとひまわりさん

目で見て分かる呼吸法（ティッシュペーパー呼吸）から「お手玉療法」の説明を医学的見地からさせていただきました。特に生理機能を安定させるための呼吸法は非常に大切です。対人関係・過去への囚われ・先読み不安などで悩むと「不安感」が強くなり、自分は駄目だと自己否定感や自責感でいっぱいになると「うつ状態」となります。どちらも「今」がなくなってしまっているのです。まずは呼吸を整え（調息）、身体を整え（調身）、脳を整える（調脳）ことで、心身ともにゆとりのある安定した状態となり、より自然な自己表現が可能となるのです。

今回は、対人関係の代表ともいえる親子関係に焦点を当て、親からの声かけ・言葉かけの基本である「自立の三条件」として「決断力」、「責任感」、「思いやり」をドラマの中でも紹介しています。

「決断力」を持った子に育つには、親が子供の話をよく「聴いてあげる」こと、親が子供の行動を先取りせず「待ってあげる」こと、そして親が自分の意見を子供に「押し付け・指示命令をしない」ことが大切です。「責任感」を持った子供に育つには、親が子供に対して、良くない行動をした場合には、素直に「ごめんなさい」と謝ることで、謝るという行動を学習させることも必要なのです。また「思いやり」を持った子供に育つには、親が普段

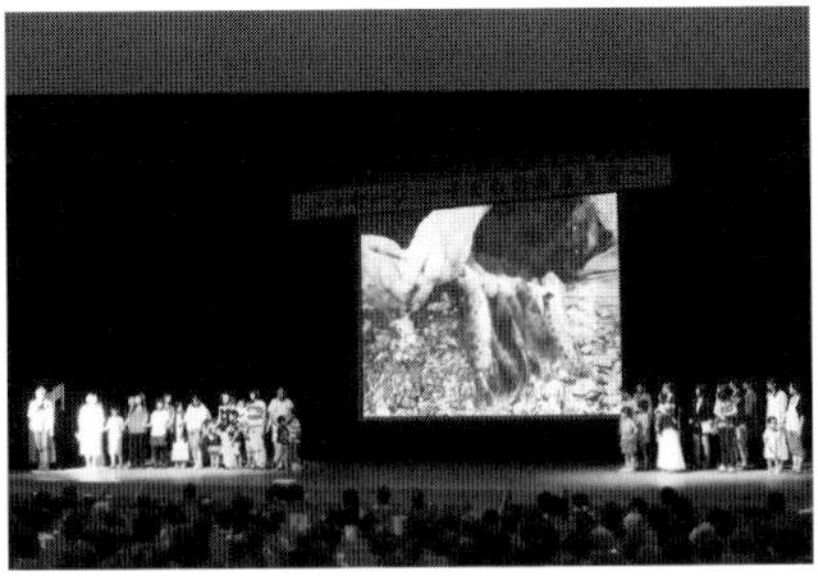

主催である「NPO 法人子供の脳・心・生命を守る会」の活動報告写真

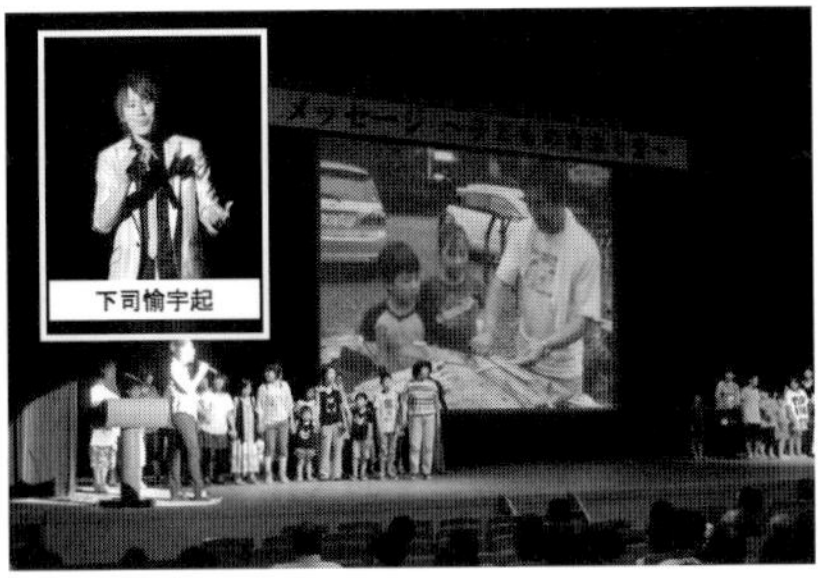

「メッセージ」を歌うボーカリストの下司愉宇起さん

から、ちょっとしたことに対してでも「ありがとうね」と、愛情を持って感謝の気持ちを伝えられるかが大切です（中原和彦『健康のとびら』〈海鳥社〉も参照ください）。

更に今回のドラマには、もう一歩進んだメッセージが込められています。中原理事長作詞である「メッセージ」という曲に、子供からの「ママ生んでくれてありがとう」という言葉、そして母親からの「生まれてきてくれてありがとう」という言葉が飛び交うような家庭では、それぞれが愛情豊かに声かけが出来ていることを表しており、ぜひこういった温かい家庭を目指したいものです。逆にこういった温かい家族関係が構築されていくことで、昨今メディアに出てくるような悲劇的な事件も防ぐことが可能になるのではないかと考えます。

最後に、今回漫画を担当したのは実の姉なのですが、昔同人誌などで、スクリーントーンなどを切ったり貼ったりしながら、漫画を描いていたのを思い出しました。ちょっとした表情を大変よく表現しているなと改めて感心させられ、主婦や子育てをしながら忙しい中、よく描いてくれたなと思いました。

今回の企画から運営・参加をしてくださった方々に、この場を借りてお礼を申し上げます。漫画ではありますが、この読みやすい本が世の中に広まり、温かな愛情豊かな家庭がたくさん増えることを願っております。

愛欠乏症候群

心の自立を育てよう

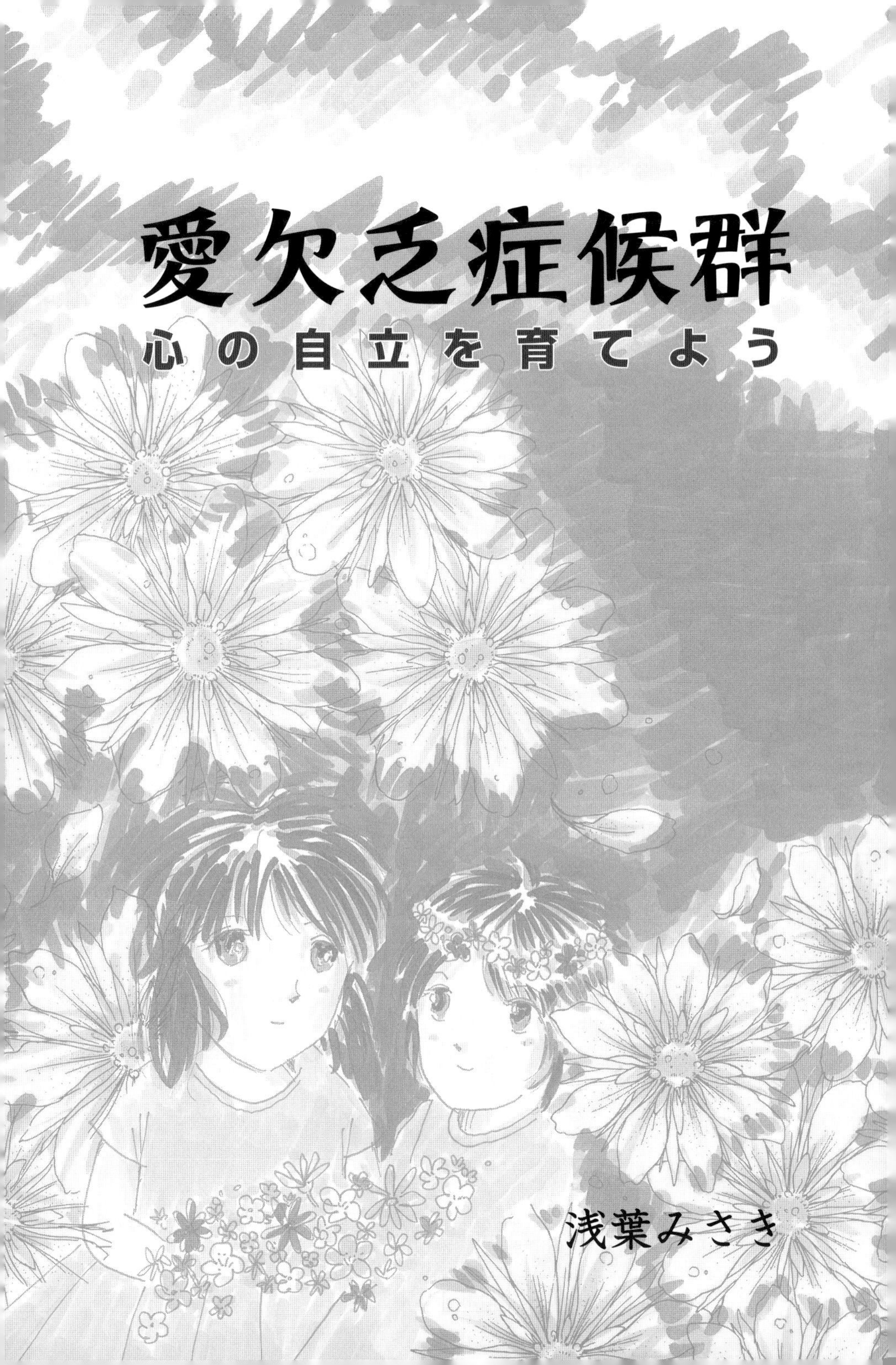

浅葉みさき

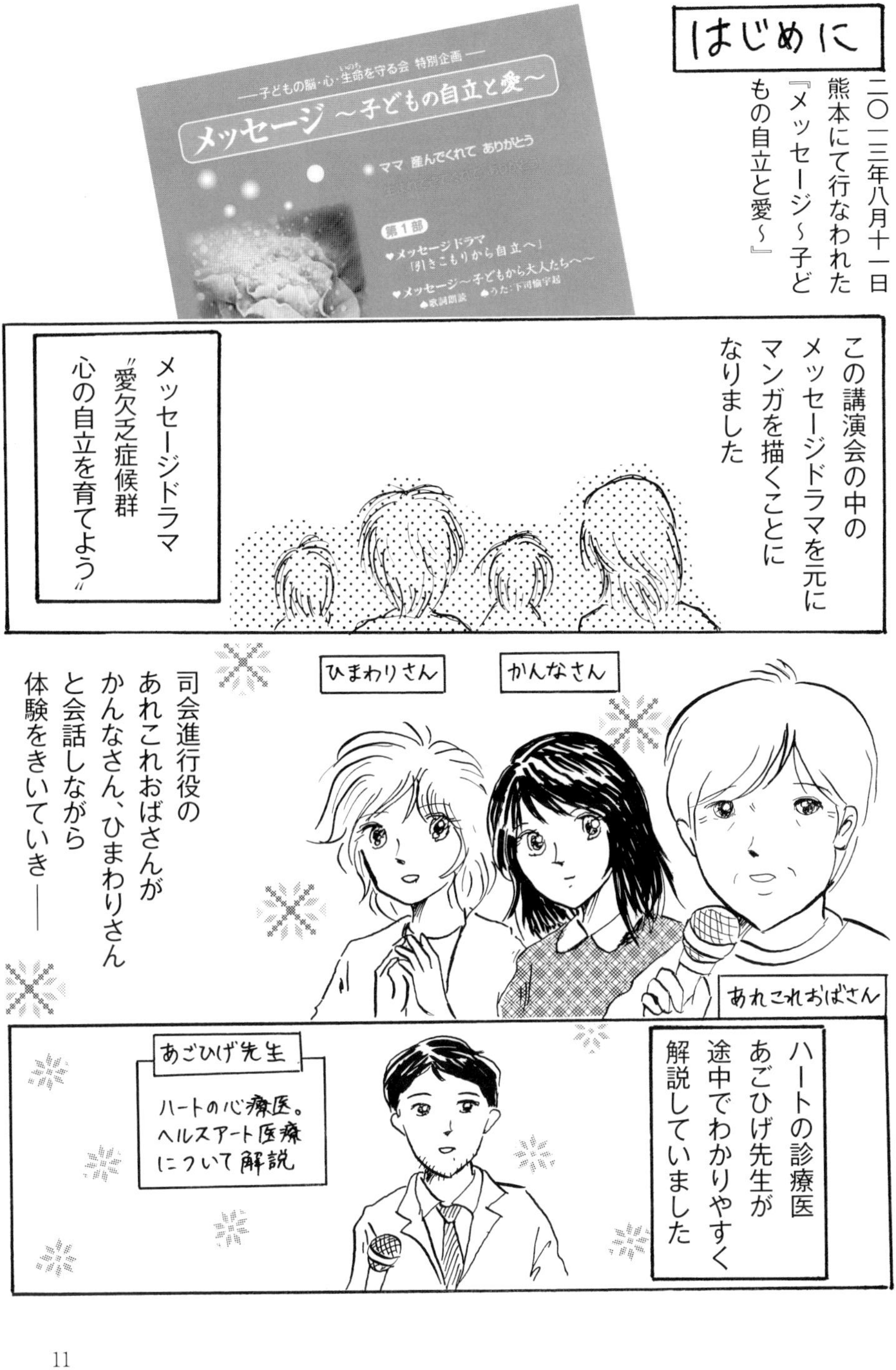
はじめに
二〇一三年八月十一日
熊本にて行なわれた
『メッセージ～子どもの自立と愛～』
―子どもの脳・心・生命《いのち》を守る会 特別企画―
メッセージ～子どもの自立と愛～
ママ 産んでくれて ありがとう
第1部
メッセージドラマ
「引きこもりから自立へ」
メッセージ～子どもから大人たちへ～
歌詞朗読
この講演会の中のメッセージドラマを元にマンガを描くことになりました
メッセージドラマ
〝愛欠乏症候群
心の自立を育てよう〟
かんなさん
ひまわりさん
あれこれおばさん
司会進行役のあれこれおばさんがかんなさん、ひまわりさんと会話しながら体験をきいていき――
ハートの診療医
あごひげ先生が途中でわかりやすく解説していました
あごひげ先生
ハートの心療医。
ヘルスアート医療について解説

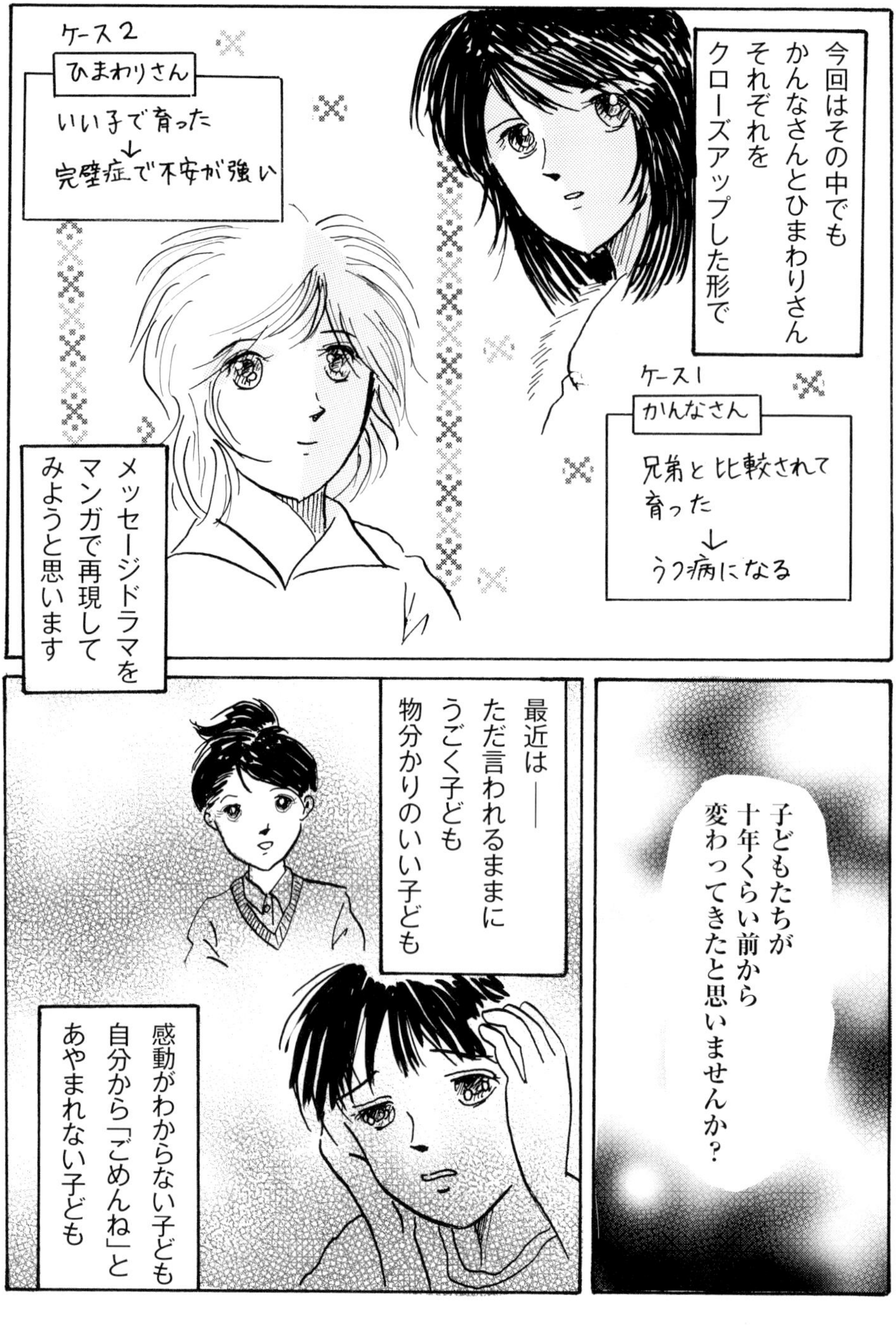
今回はその中でも
かんなさんとひまわりさん
それぞれを
クローズアップした形で
ケース1
かんなさん
兄弟と比較されて育った
↓
うつ病になる
ケース2
ひまわりさん
いい子で育った
↓
完璧症で不安が強い
メッセージドラマを
マンガで再現して
みようと思います
子どもたちが
十年くらい前から
変わってきたと思いませんか？
最近は──
ただ言われるままに
うごく子ども
物分かりのいい子ども
感動がわからない子ども
自分から「ごめんね」と
あやまれない子ども

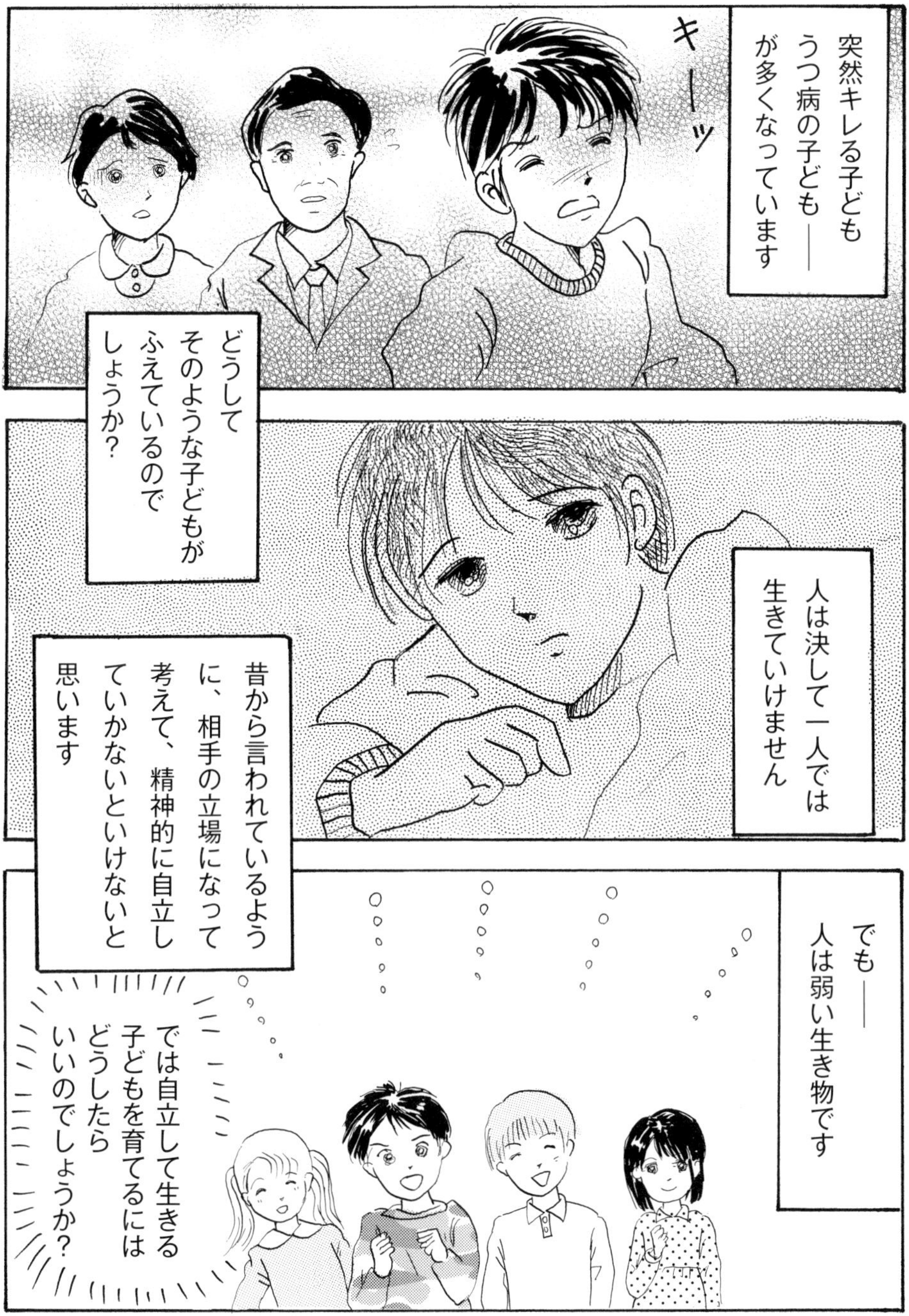

突然キレる子どもうつ病の子ども――が多くなっています
キーッ
どうしてそのような子どもがふえているのでしょうか？
人は決して一人では生きていけません
昔から言われているように、相手の立場になって考えて、精神的に自立していかないといけないと思います
でも――人は弱い生き物です
では自立して生きる子どもを育てるにはどうしたらいいのでしょうか？

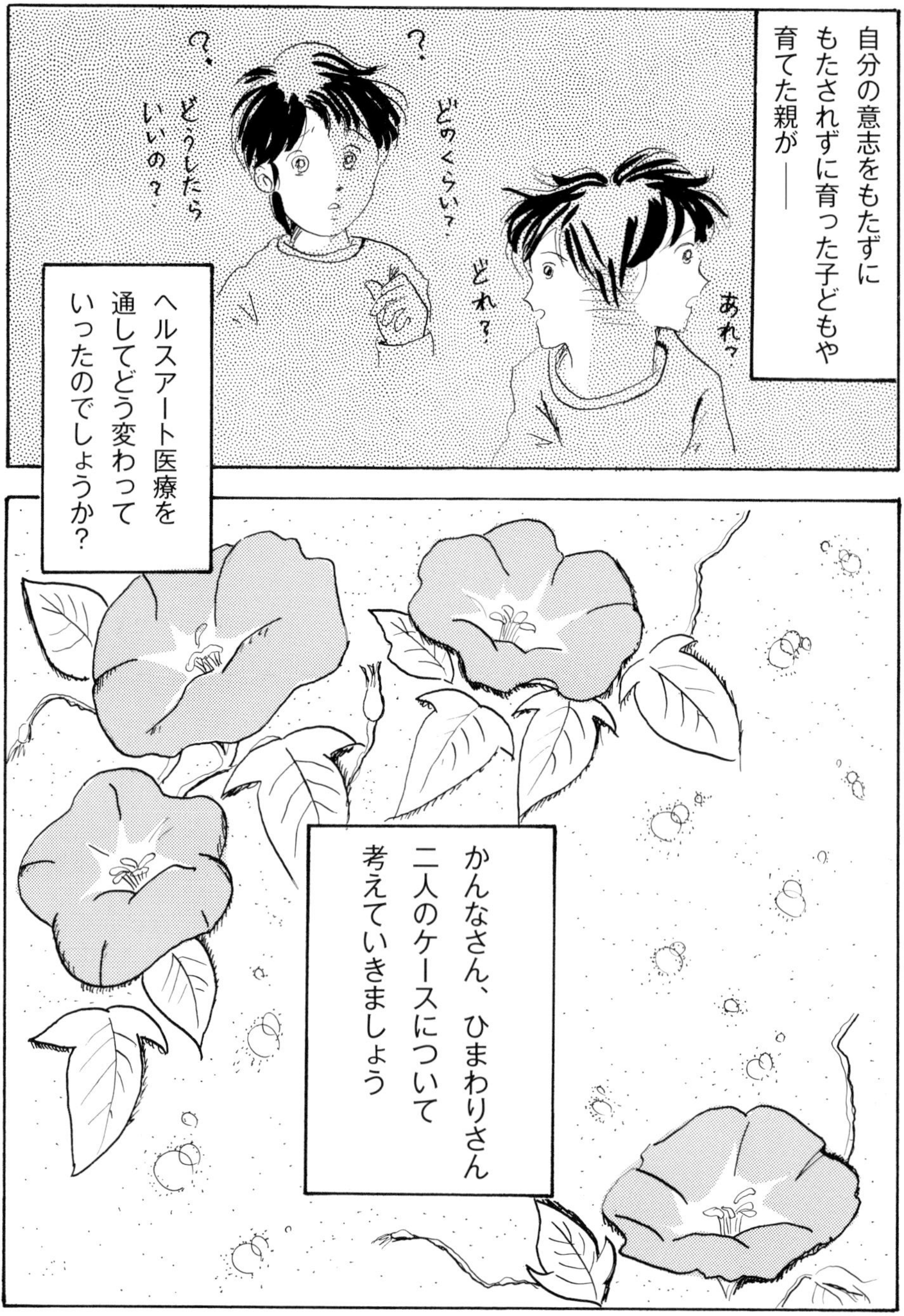
自分の意志をもたずに
もたされずに育った子どもや
育てた親が――
あれっ
どれ？
どのくらいって
どうしたら いいの？
ヘルスアート医療を
通してどう変わって
いったのでしょうか？
かんなさん、ひまわりさん
二人のケースについて
考えていきましょう

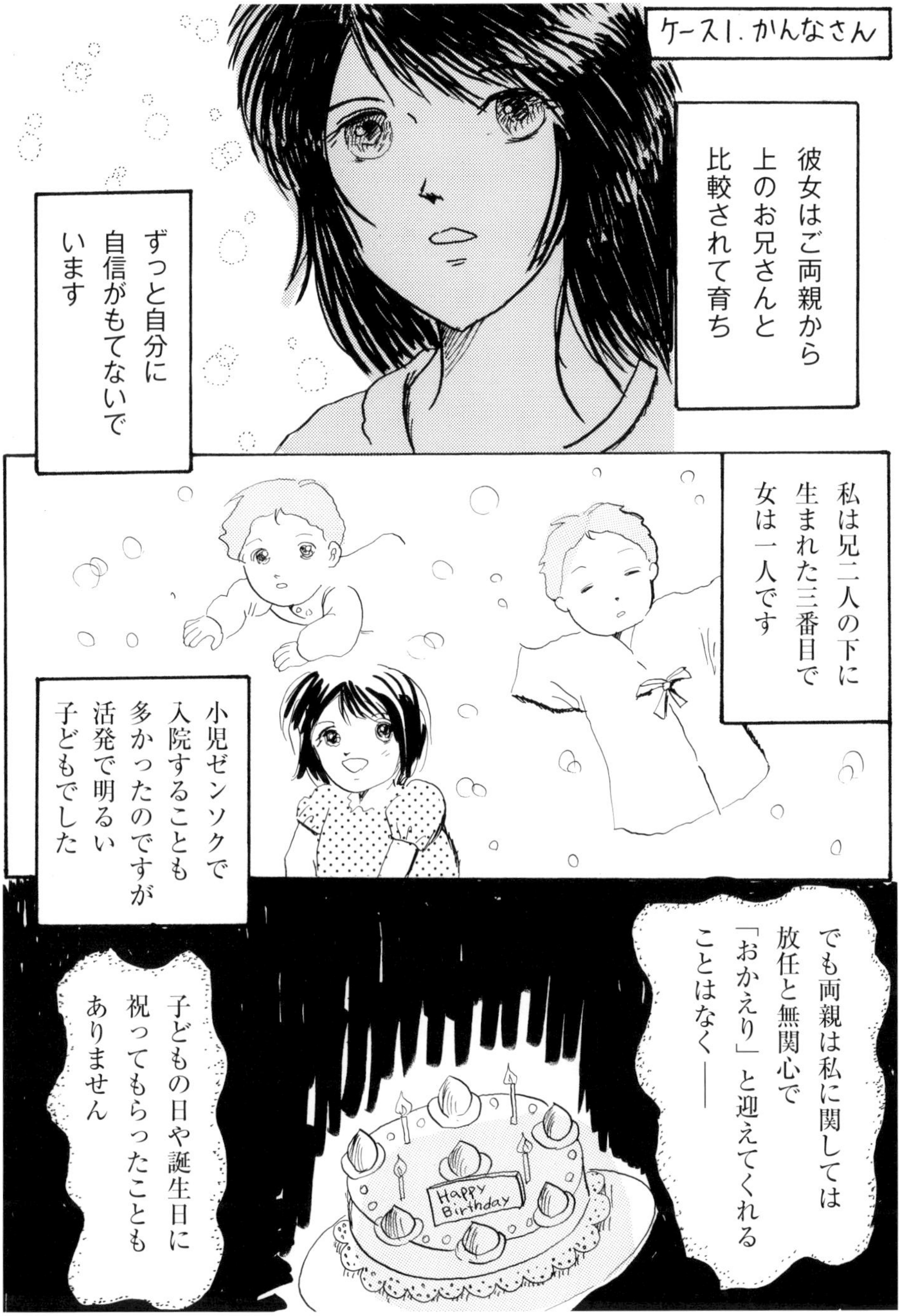
ケース1. かんなさん
彼女はご両親から上のお兄さんと比較されて育ち
ずっと自分に自信がもてないでいます
私は兄二人の下に生まれた三番目で女は一人です
小児ゼンソクで入院することも多かったのですが活発で明るい子どもでした
でも両親は私に関しては放任と無関心で「おかえり」と迎えてくれることはなく——
子どもの日や誕生日に祝ってもらったこともありません
Happy Birthday

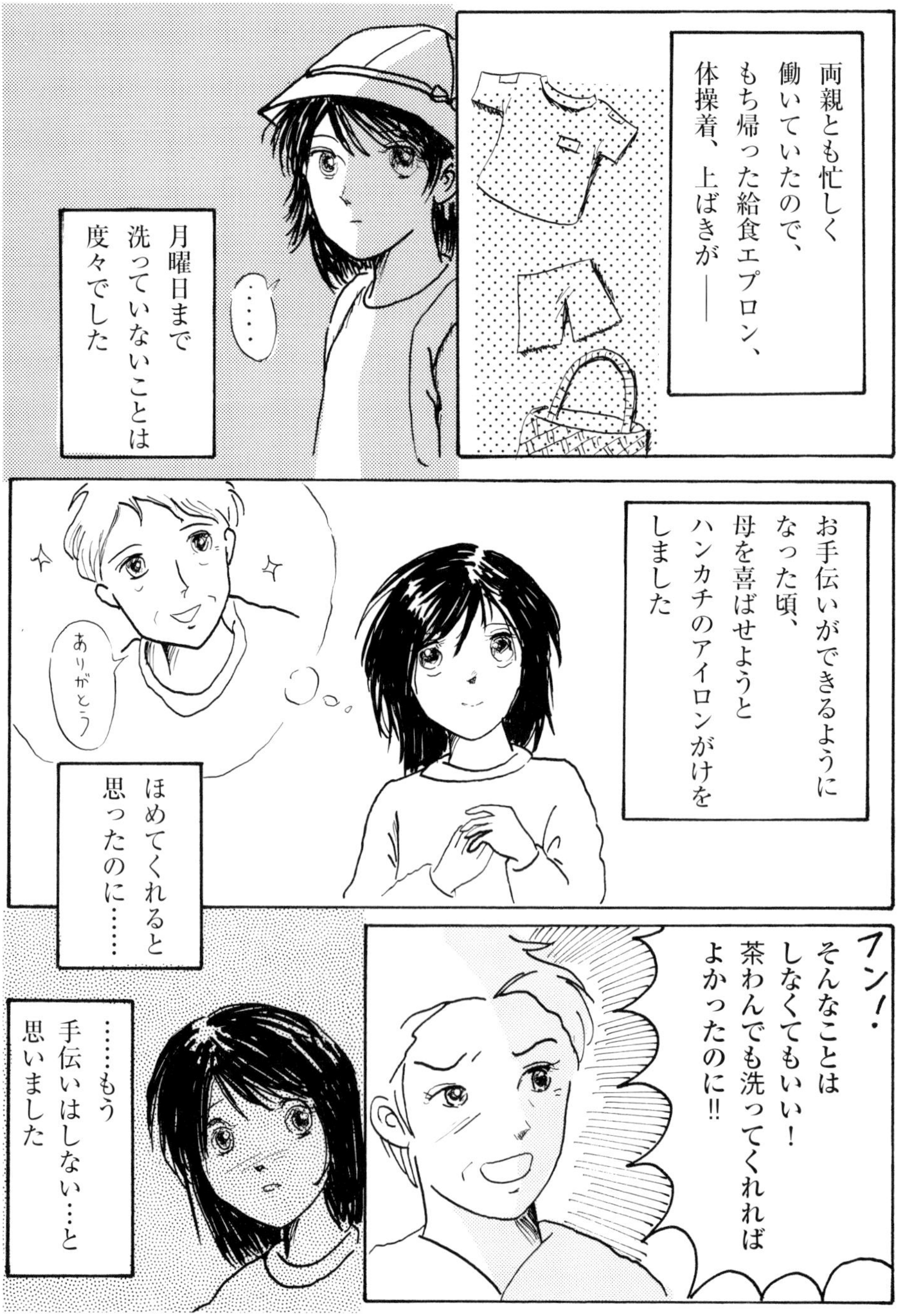
両親とも忙しく
働いていたので、
もち帰った給食エプロン、
体操着、上ばきが――
……
月曜日まで
洗っていないことは
度々でした
お手伝いができるように
なった頃、
母を喜ばせようと
ハンカチのアイロンがけを
しました
ありがとう
ほめてくれると
思ったのに……
フン！
そんなことは
しなくてもいい！
茶わんでも洗ってくれれば
よかったのに!!
……もう
手伝いはしない…と
思いました

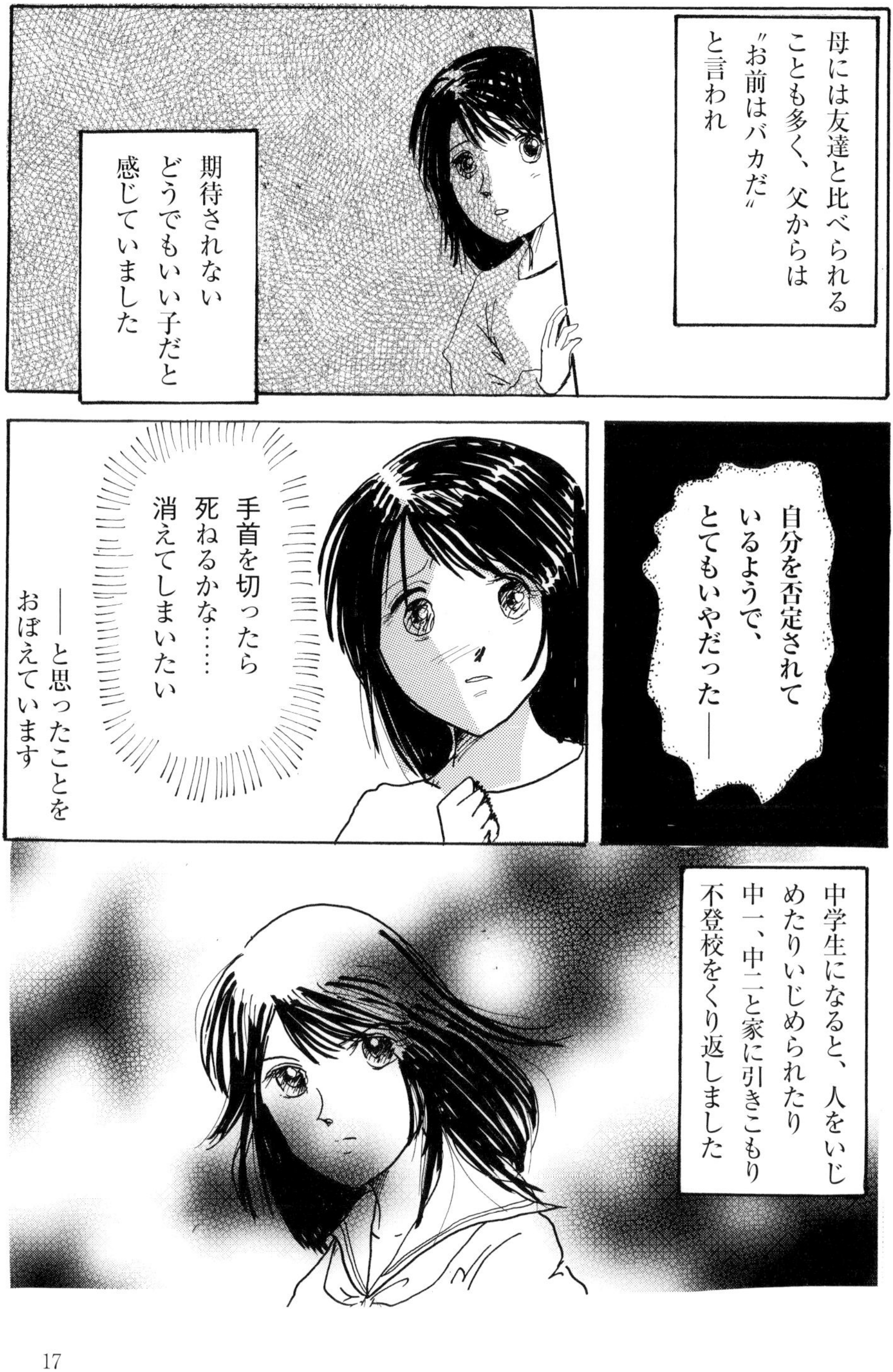
母には友達と比べられる
ことも多く、父からは
〝お前はバカだ〟
と言われ
期待されない
どうでもいい子だと
感じていました
自分を否定されて
いるようで、
とてもいやだった――
手首を切ったら
死ねるかな……
消えてしまいたい
――と思ったことを
おぼえています
中学生になると、人をいじ
めたりいじめられたり
中一、中二と家に引きこもり
不登校をくり返しました

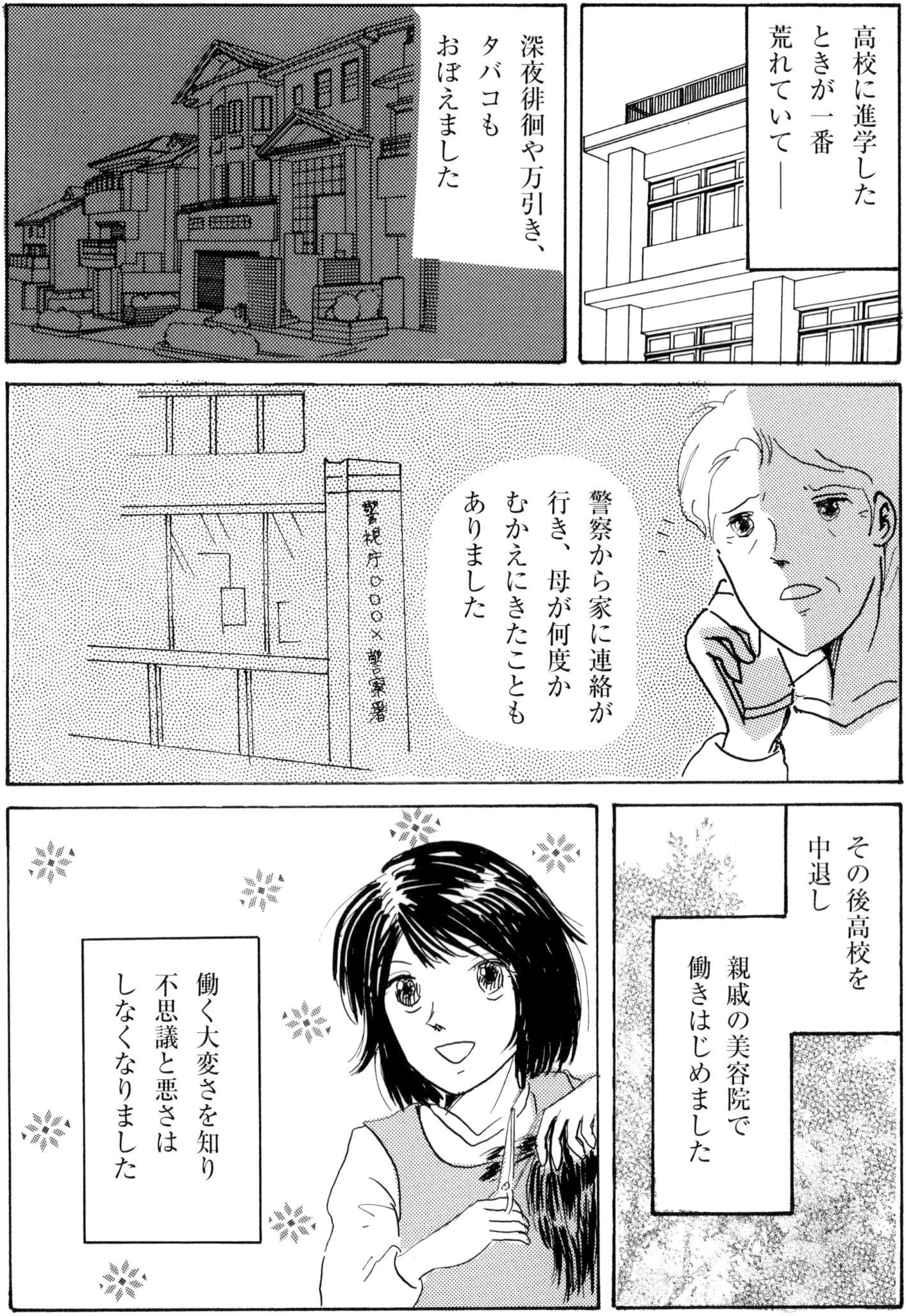
高校に進学したときが一番荒れていて──
深夜徘徊や万引き、タバコもおぼえました
警察から家に連絡が行き、母が何度かむかえにきたこともありました
警視庁○○○×警察署
その後高校を中退し
親戚の美容院で働きはじめました
働く大変さを知り不思議と悪さはしなくなりました

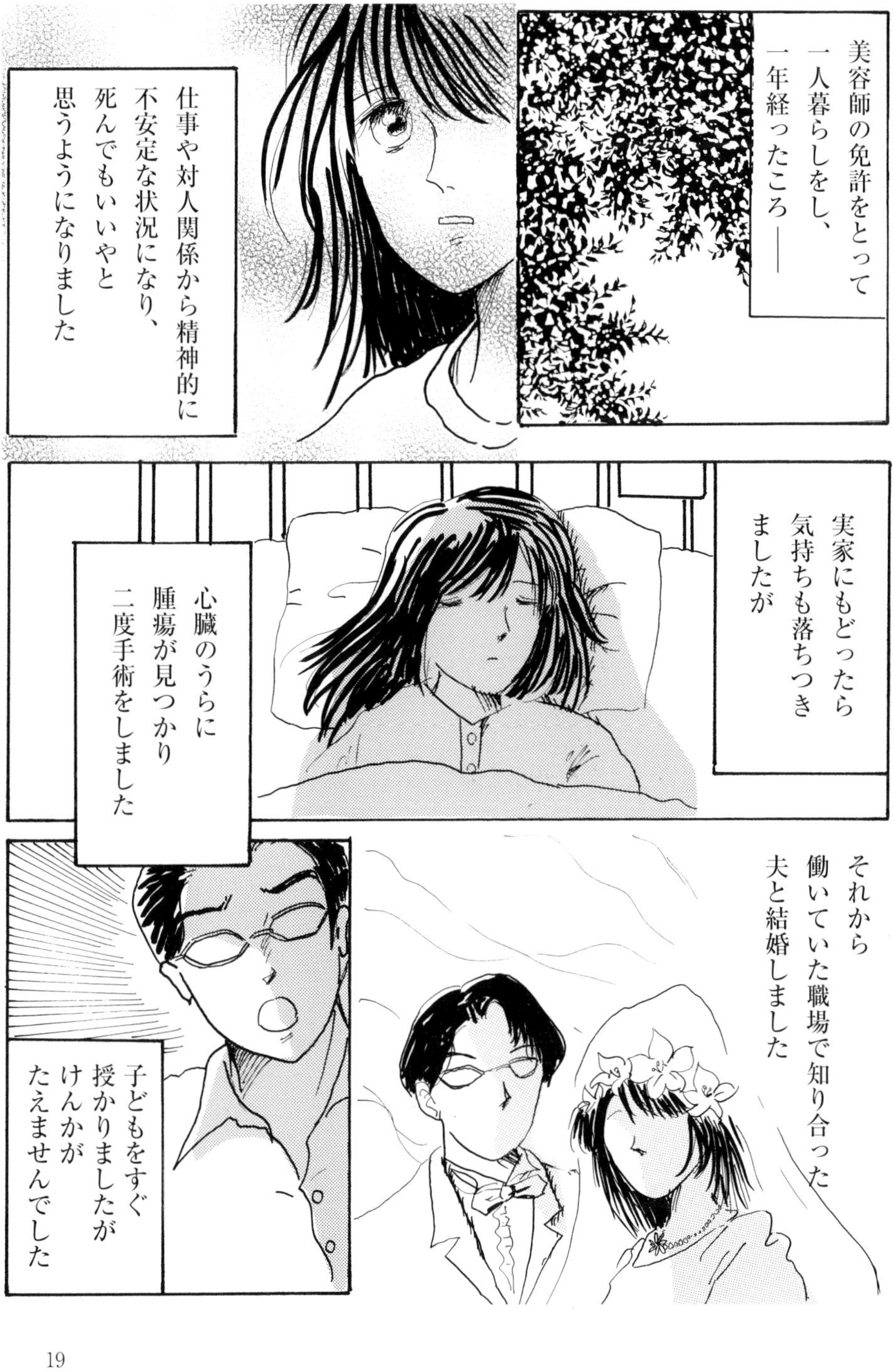
美容師の免許をとって
一人暮らしをし、
一年経ったころ――
仕事や対人関係から精神的に
不安定な状況になり、
死んでもいいやと
思うようになりました
実家にもどったら
気持ちも落ちつき
ましたが
心臓のうらに
腫瘍が見つかり
二度手術をしました
それから
働いていた職場で知り合った
夫と結婚しました
子どもをすぐ
授かりましたが
けんかが
たえませんでした

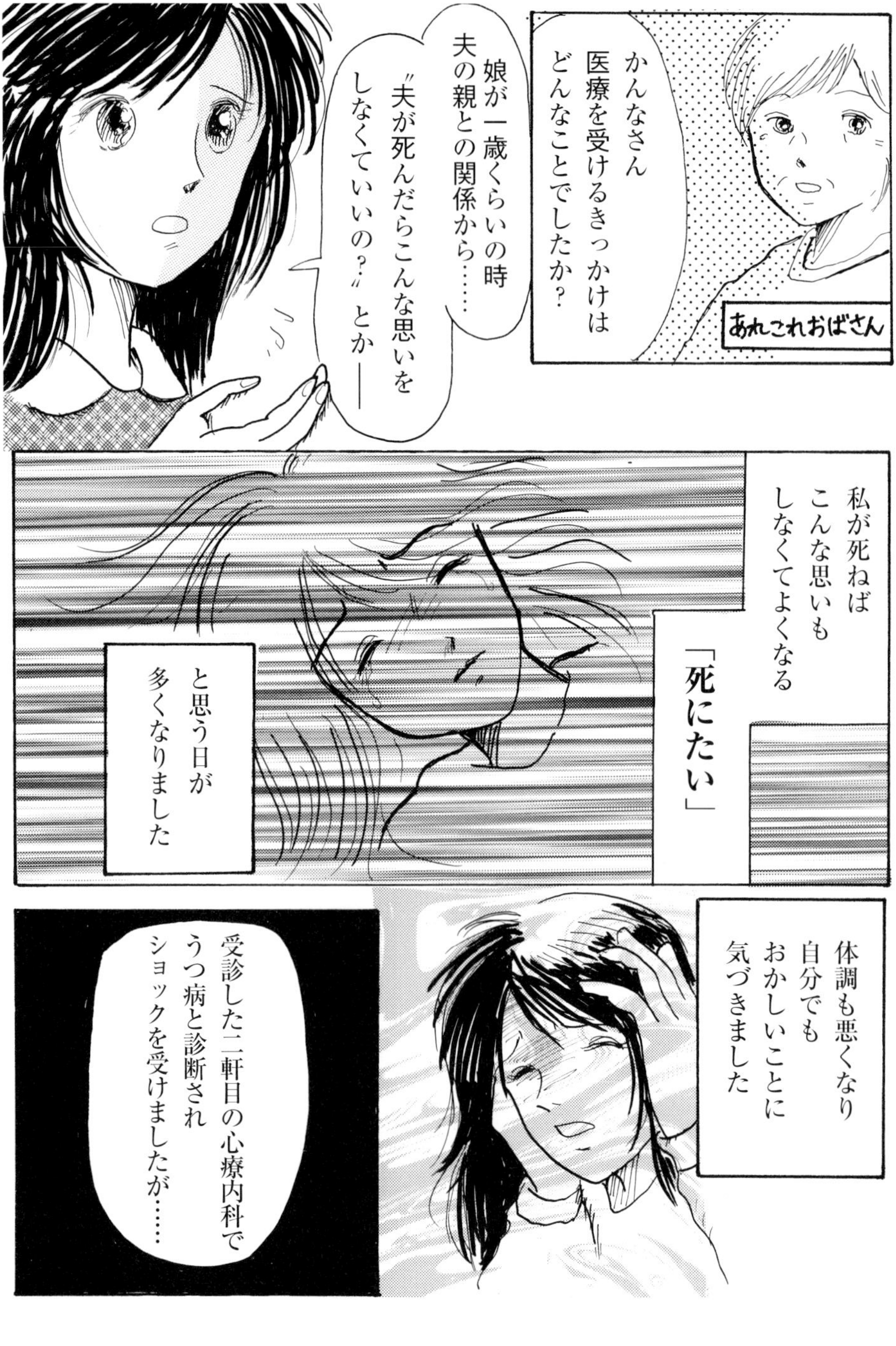
かんなさん医療を受けるきっかけはどんなことでしたか？
あれこれおばさん
娘が一歳くらいの時夫の親との関係から……
〃夫が死んだらこんな思いをしなくていいの？〃 とか――
私が死ねばこんな思いもしなくてよくなる
「死にたい」
と思う日が多くなりました
体調も悪くなり自分でもおかしいことに気づきました
受診した二軒目の心療内科でうつ病と診断されショックを受けましたが……

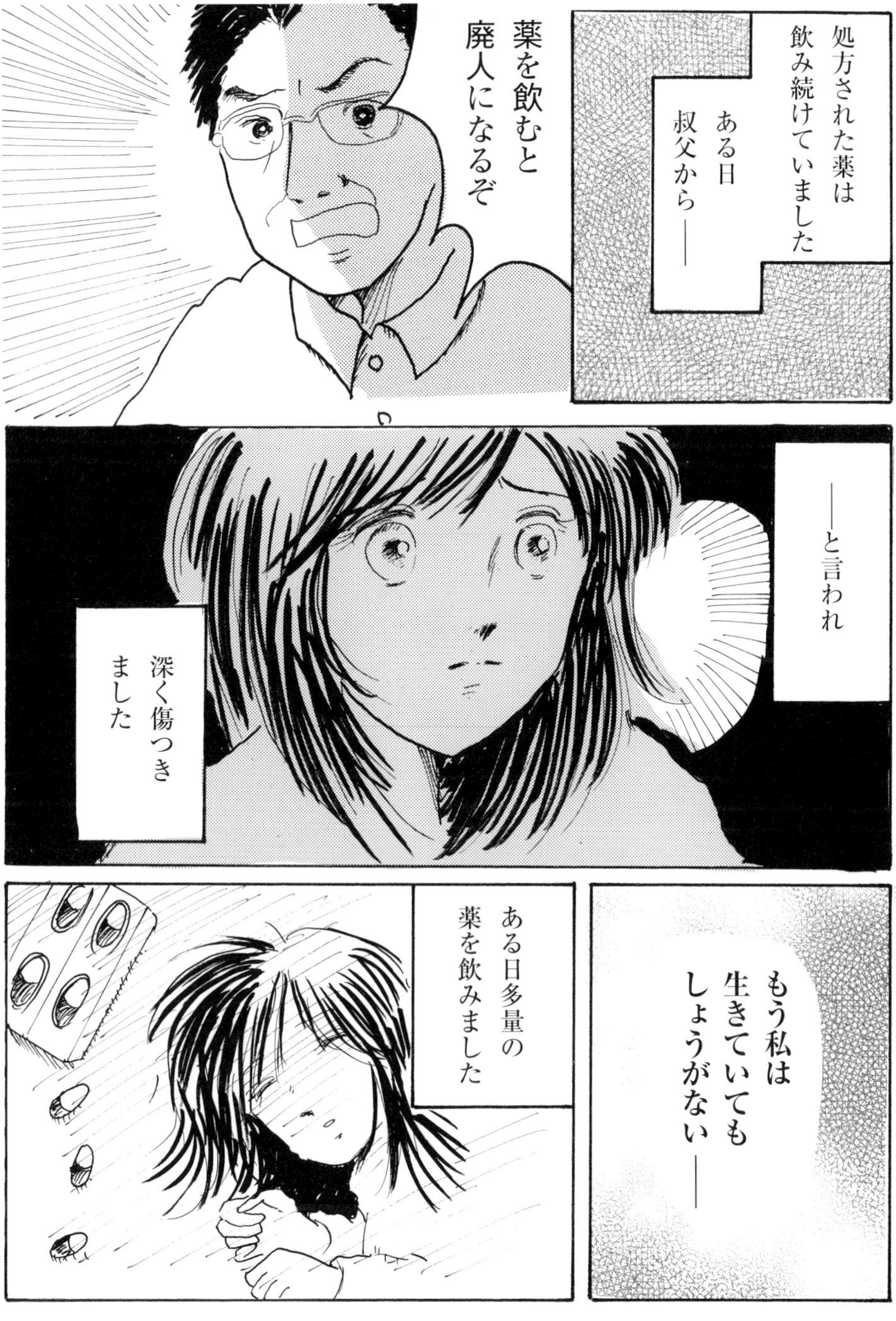
処方された薬は
飲み続けていました
ある日
叔父から――
薬を飲むと
廃人になるぞ
――と言われ
深く傷つき
ました
もう私は
生きていても
しょうがない――
ある日多量の
薬を飲みました

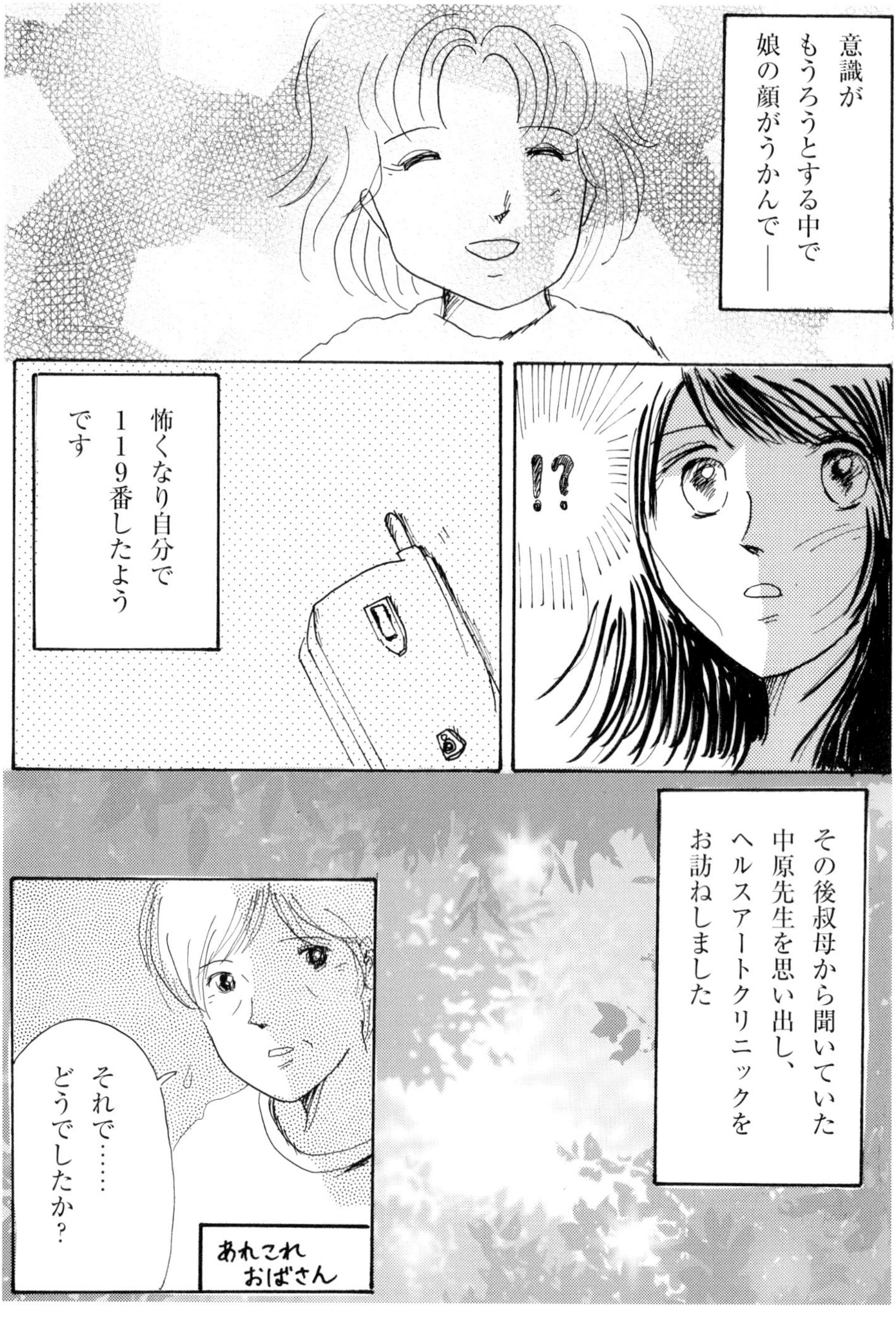
意識が
もうろうとする中で
娘の顔がうかんで――
!?
怖くなり自分で
119番したよう
です
その後叔母から聞いていた
中原先生を思い出し、
ヘルスアートクリニックを
お訪ねしました
それで……
どうでしたか？
あれこれ
おばさん

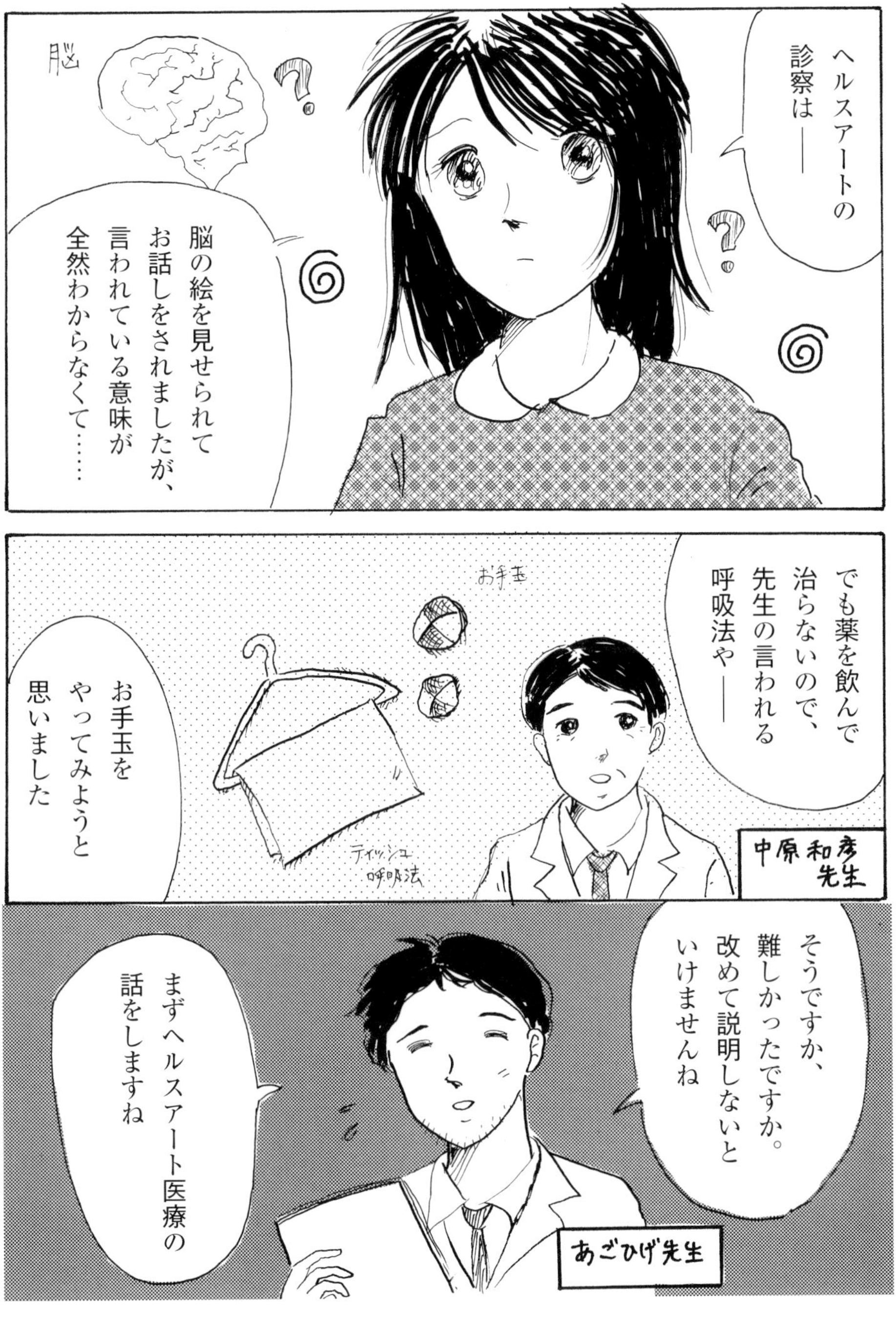
ヘルスアートの診察は——
脳
脳の絵を見せられてお話しをされましたが、言われている意味が全然わからなくて……
でも薬を飲んで治らないので、先生の言われる呼吸法や——
お手玉
ティッシュ呼吸法
中原和彦先生
お手玉をやってみようと思いました
そうですか、難しかったですか。改めて説明しないといけませんね
まずヘルスアート医療の話をしますね
あごひげ先生

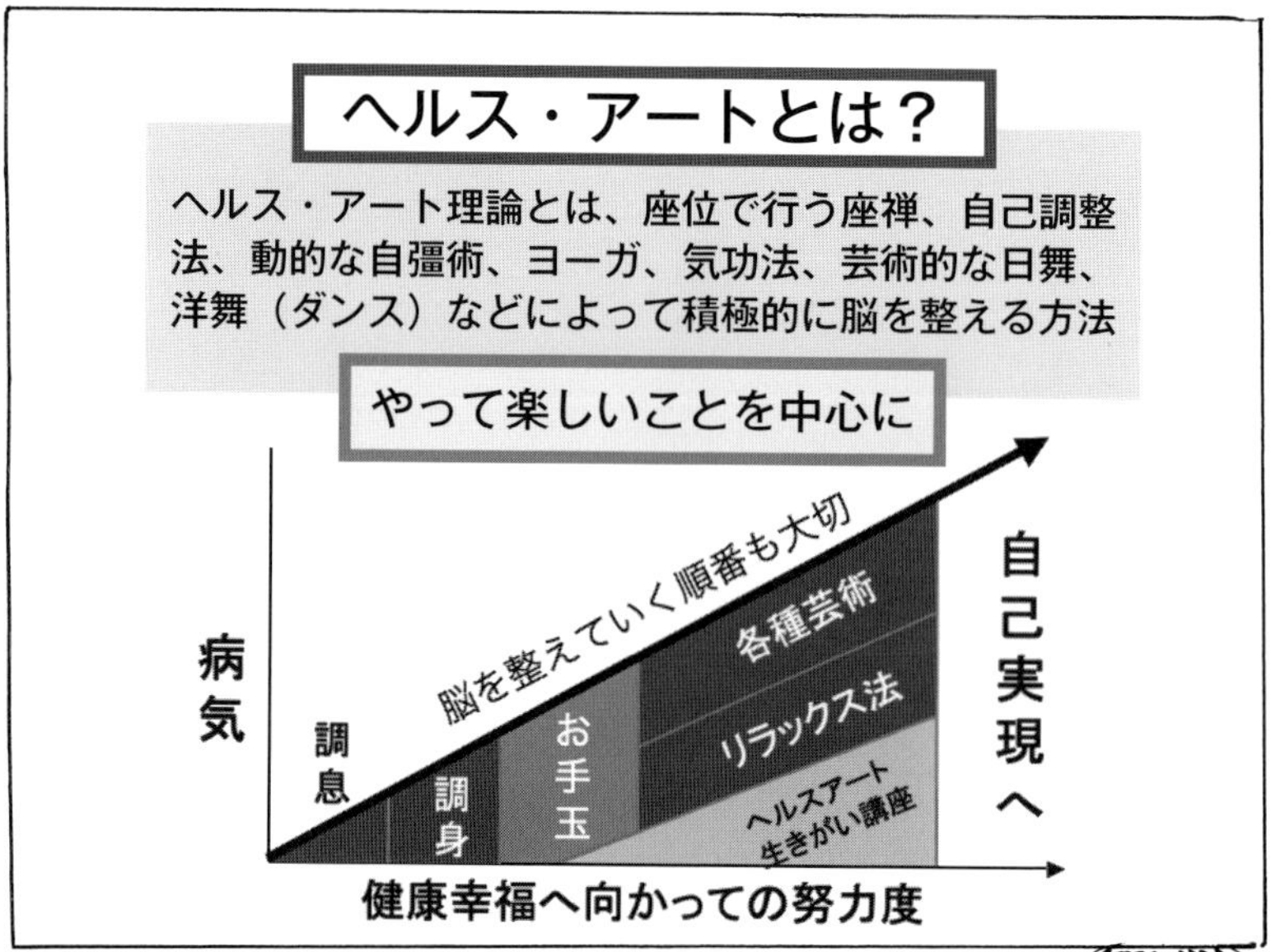

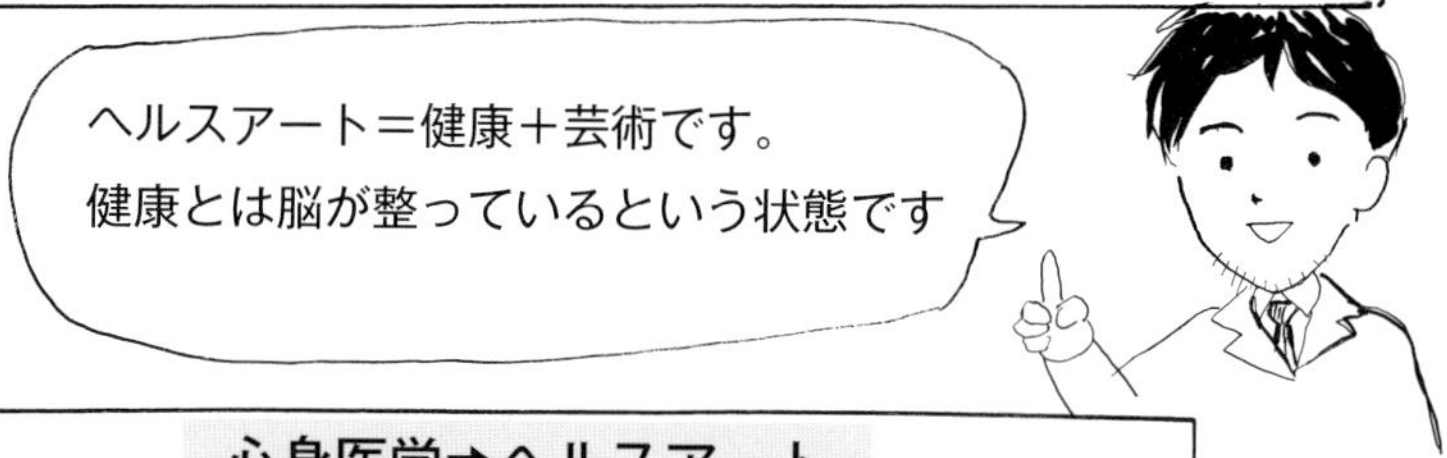

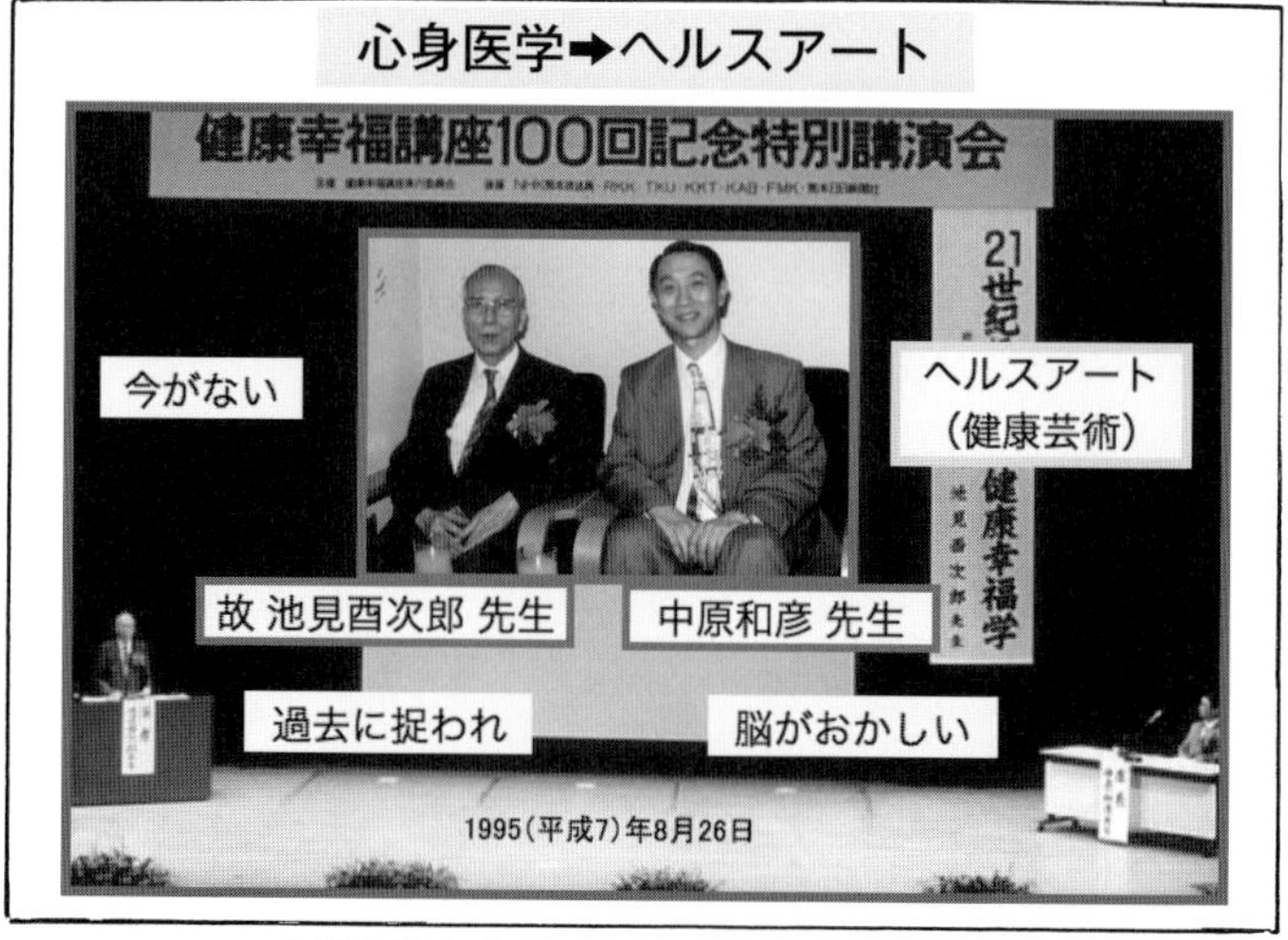
心身医学➡ヘルスアート
健康幸福講座100回記念特別講演会
今がない
ヘルスアート（健康芸術）
健康幸福学
故 池見酉次郎 先生
中原和彦 先生
過去に捉われ
脳がおかしい
1995（平成7）年8月26日

九州大学心療内科　故池見酉次郎先生が提唱した概念です

葉満代夫人がうつ状態になり、今までの療法では治りませんでした。
呼吸法を中心とした体操、自彊術で元気になり、
日本舞踊を90歳の今でもされています。

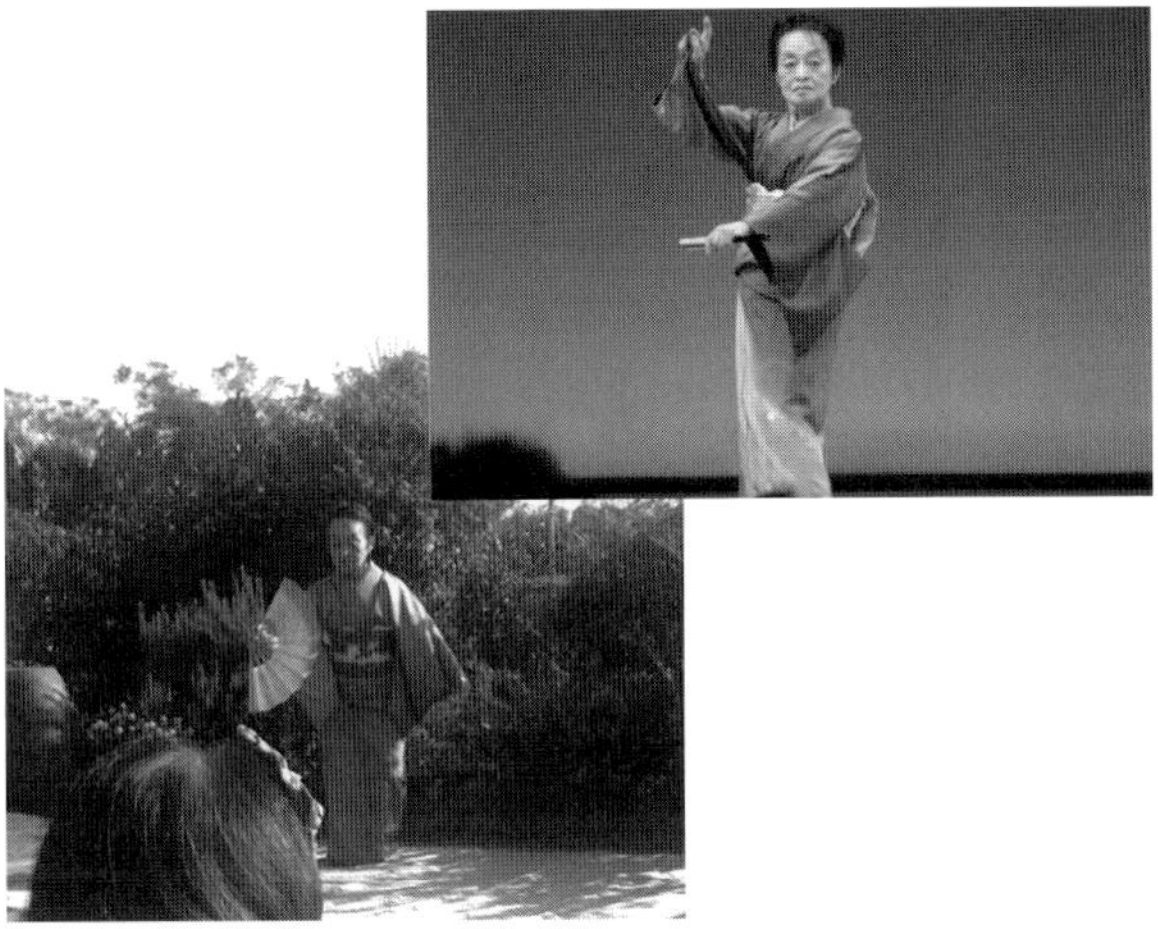

今年90歳となられたが、お元気に祝舞をされる池見葉満代夫人

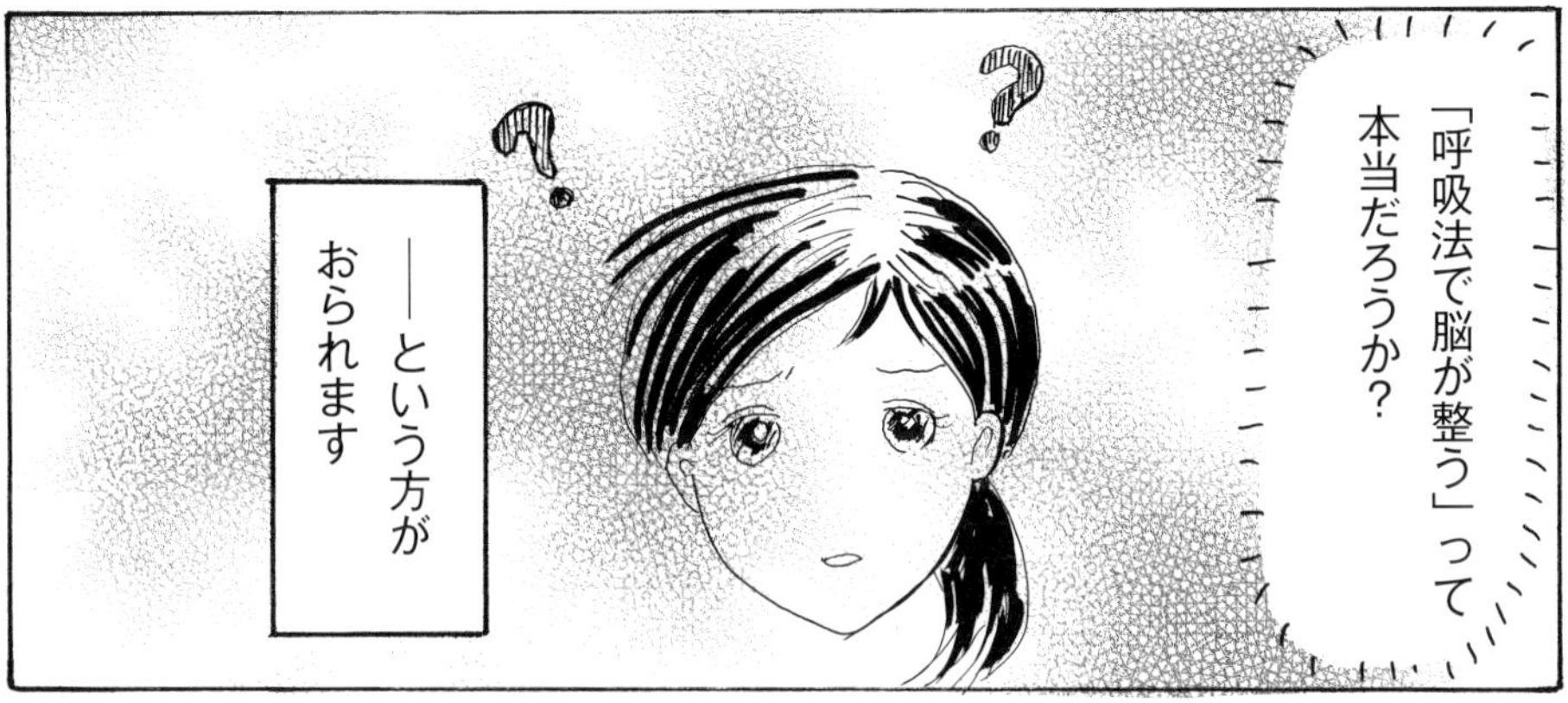
「呼吸法で脳が整う」って本当だろうか?
――という方がおられます

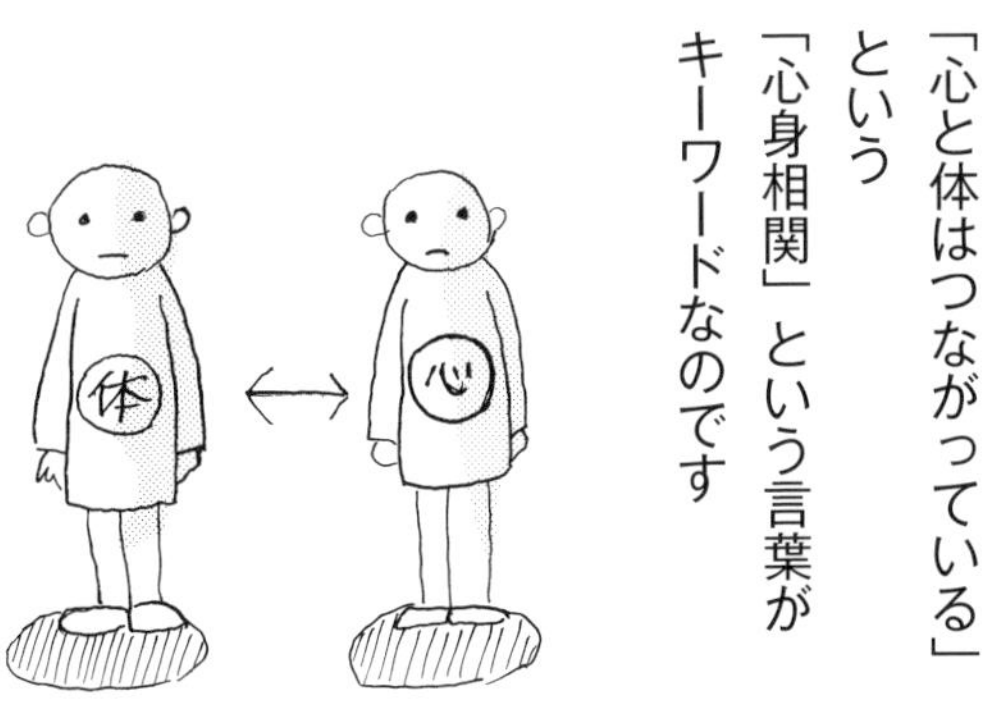

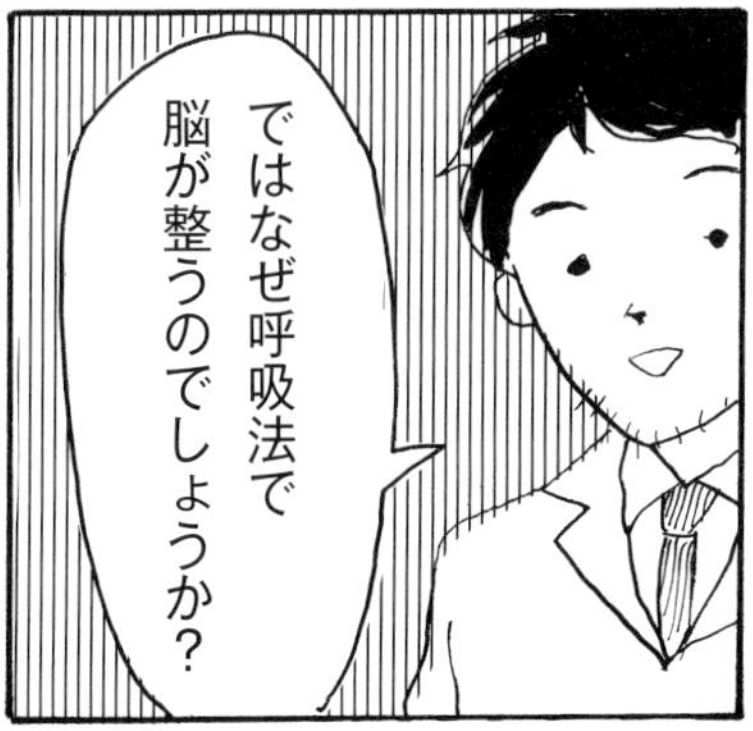
ではなぜ呼吸法で脳が整うのでしょうか?

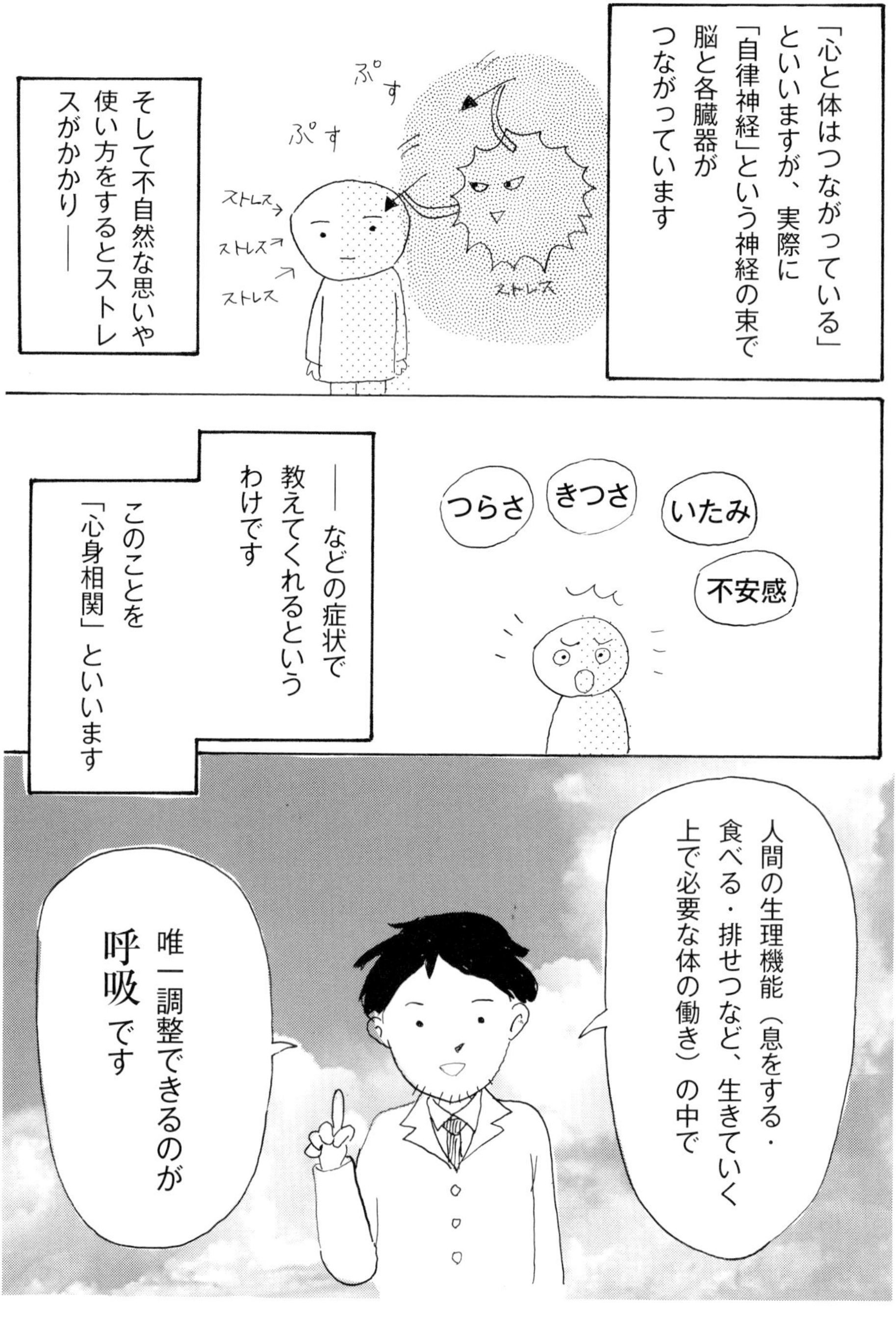

「心と体はつながっている」といいますが、実際に「自律神経」という神経の束で脳と各臓器がつながっています
ぷす
ぷす
ストレス
ストレス
ストレス
ストレス
そして不自然な思いや使い方をするとストレスがかかり――
つらさ
きつさ
いたみ
不安感
――などの症状で教えてくれるというわけです
このことを「心身相関」といいます
人間の生理機能（息をする・食べる・排せつなど、生きていく上で必要な体の働き）の中で
唯一調整できるのが呼吸です

植物脳（内臓機能）
＝生かされている部分
動物脳（感情・情動）
＝たくましく生きる部分
人間脳（社会性）
＝うまく生きる部分
⬇
前頭葉（前向き・創造性）
＝よりよく生きる部分

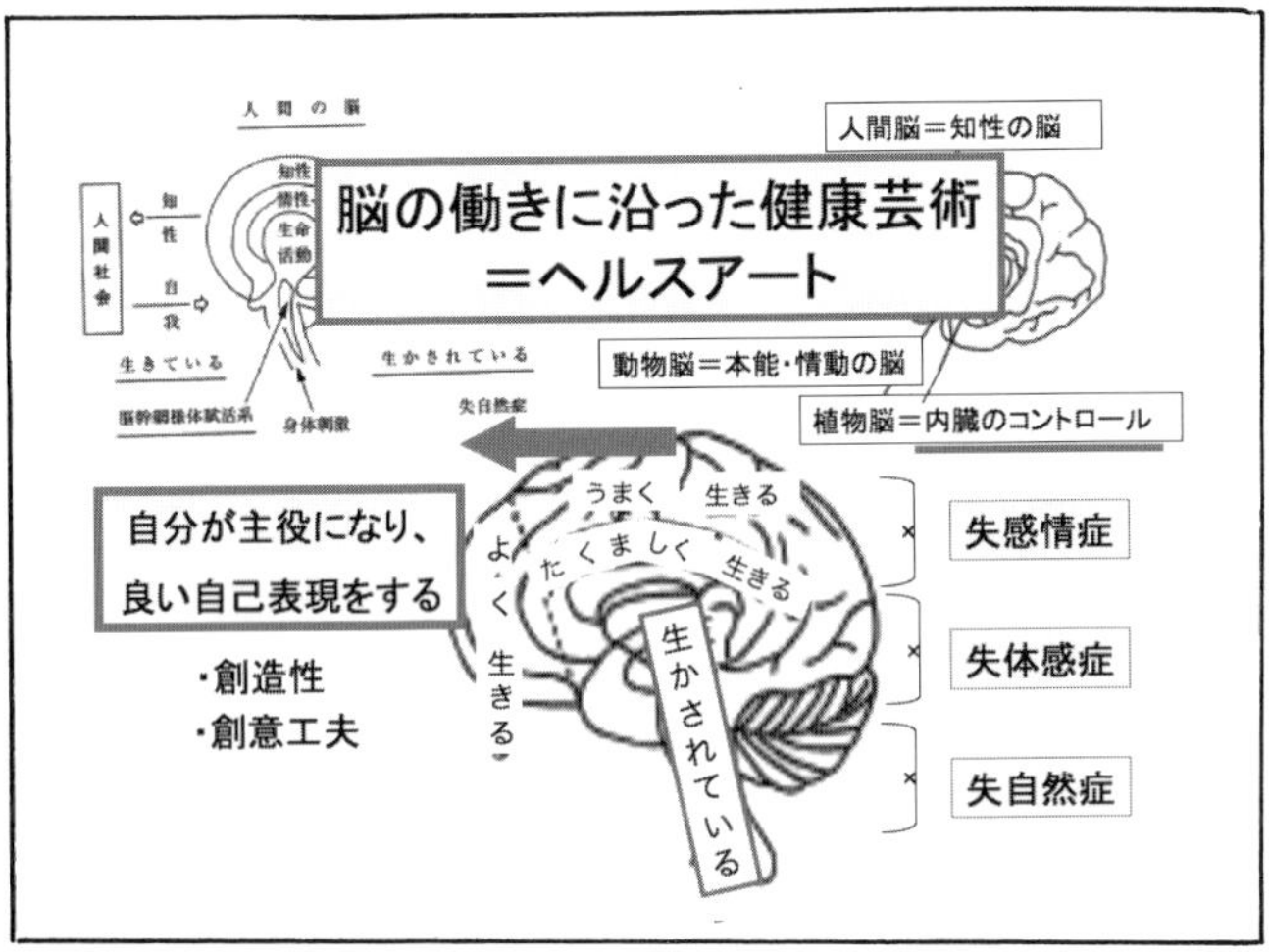

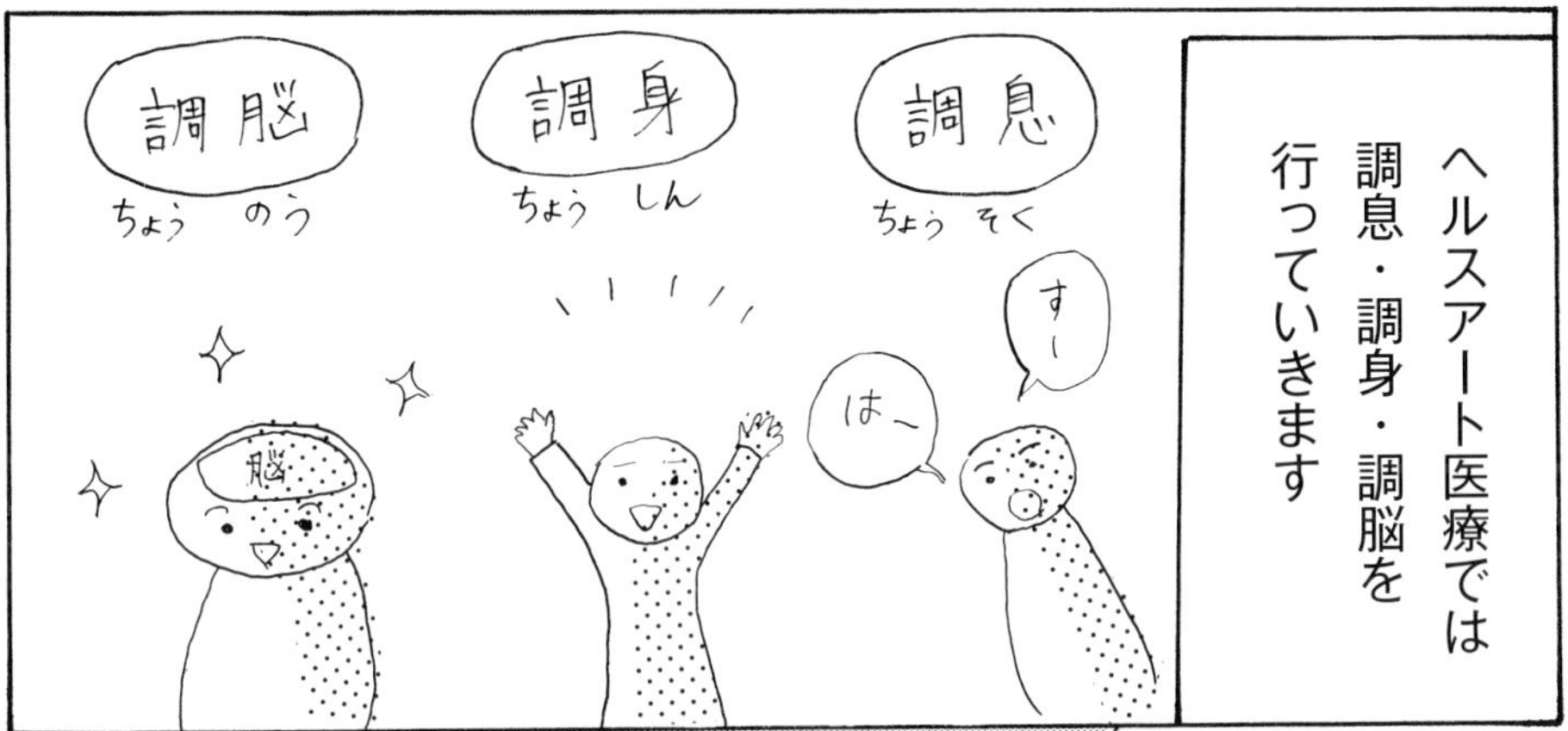

ヘルスアート医療では調息・調身・調脳を行っていきます
調《ちょう》息《そく》
調《ちょう》身《しん》
調《ちょう》脳《のう》
すー
は～
脳

人任せや受け身ではなく
自分が主役になって
積極的に自分を整える
やり方です

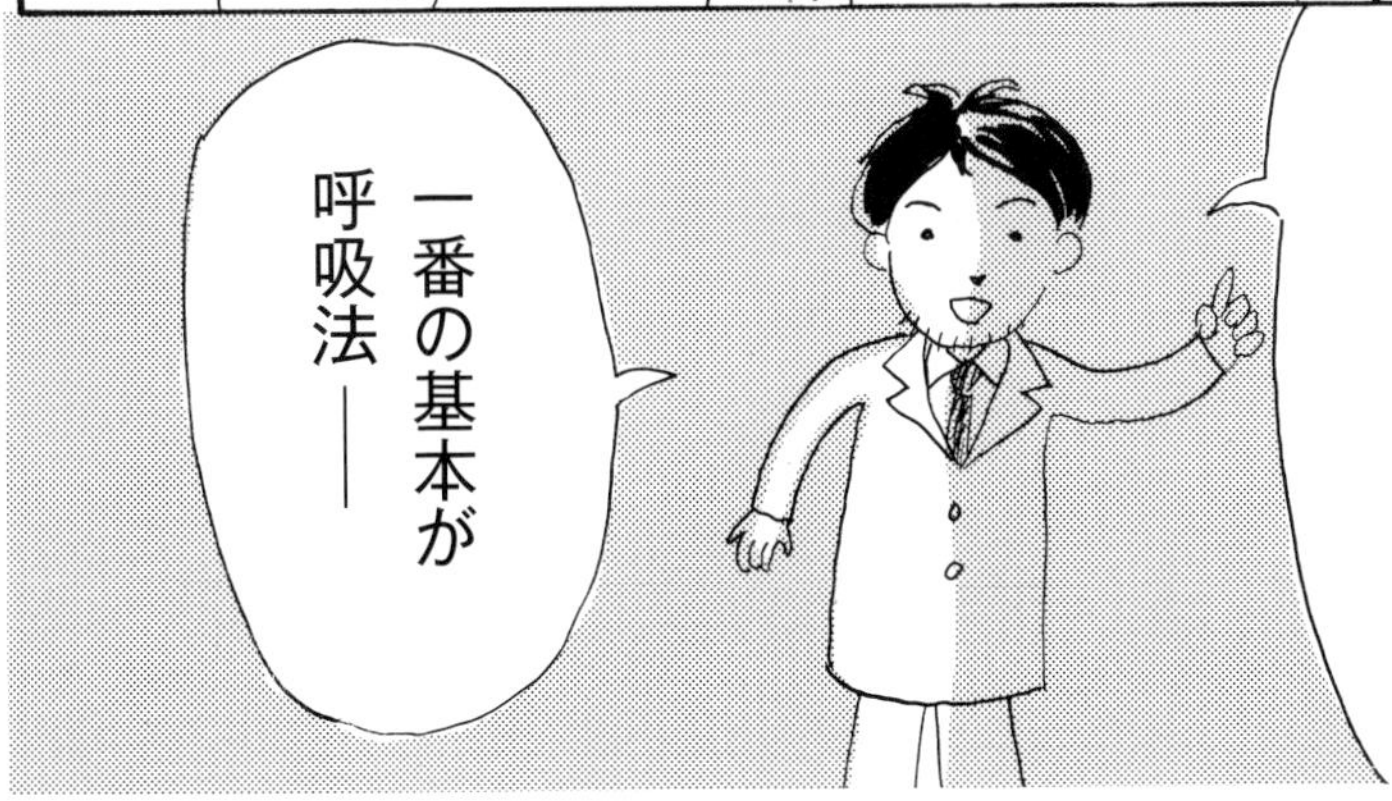

一番の基本が
呼吸法――

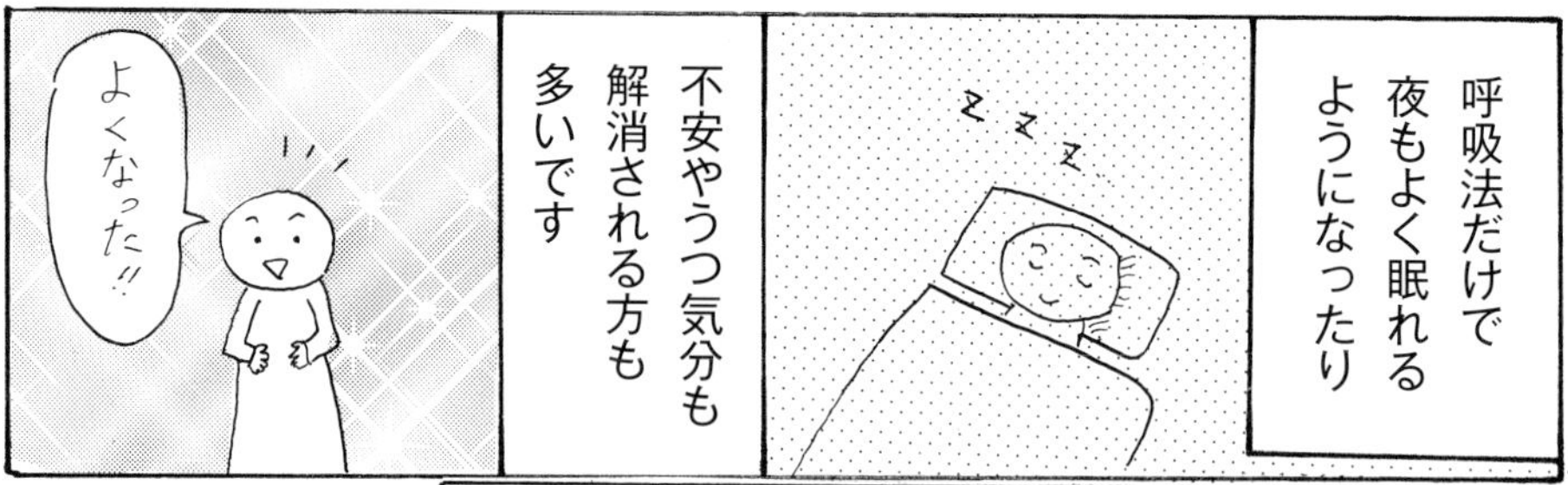
呼吸法だけで夜もよく眠れるようになったり
ZZZ…
不安やうつ気分も解消される方も多いです
よくなった!!

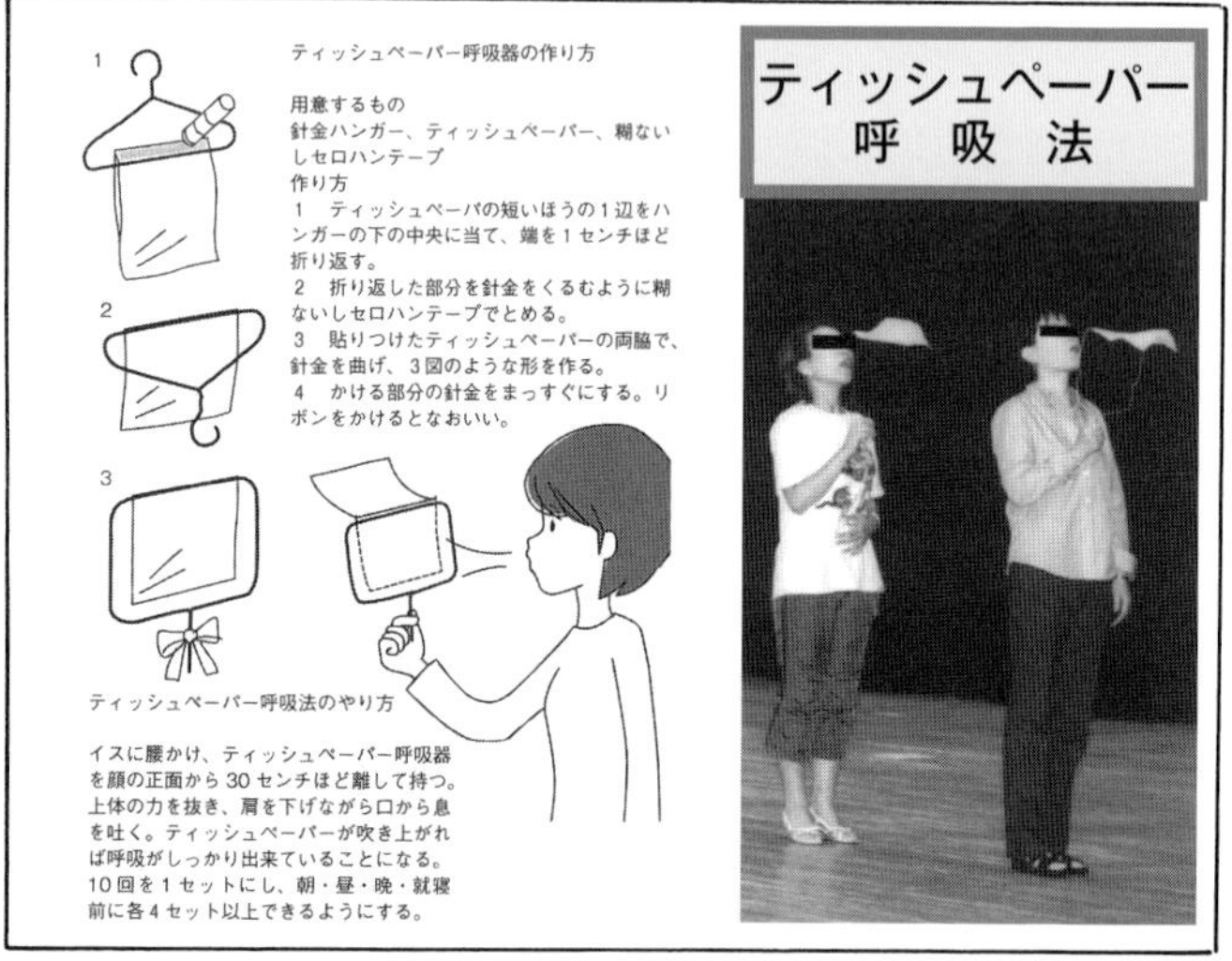
ティッシュペーパー呼吸法
1
2
3

ティッシュペーパー呼吸器の作り方

用意するもの
針金ハンガー、ティッシュペーパー、糊ないしセロハンテープ
作り方
1　ティッシュペーパの短いほうの1辺をハンガーの下の中央に当て、端を1センチほど折り返す。
2　折り返した部分を針金をくるむように糊ないしセロハンテープでとめる。
3　貼りつけたティッシュペーパーの両脇で、針金を曲げ、3図のような形を作る。
4　かける部分の針金をまっすぐにする。リボンをかけるとなおいい。

ティッシュペーパー呼吸法のやり方

イスに腰かけ、ティッシュペーパー呼吸器を顔の正面から30センチほど離して持つ。上体の力を抜き、肩を下げながら口から息を吐く。ティッシュペーパーが吹き上がれば呼吸がしっかり出来ていることになる。10回を1セットにし、朝・昼・晩・就寝前に各4セット以上できるようにする。

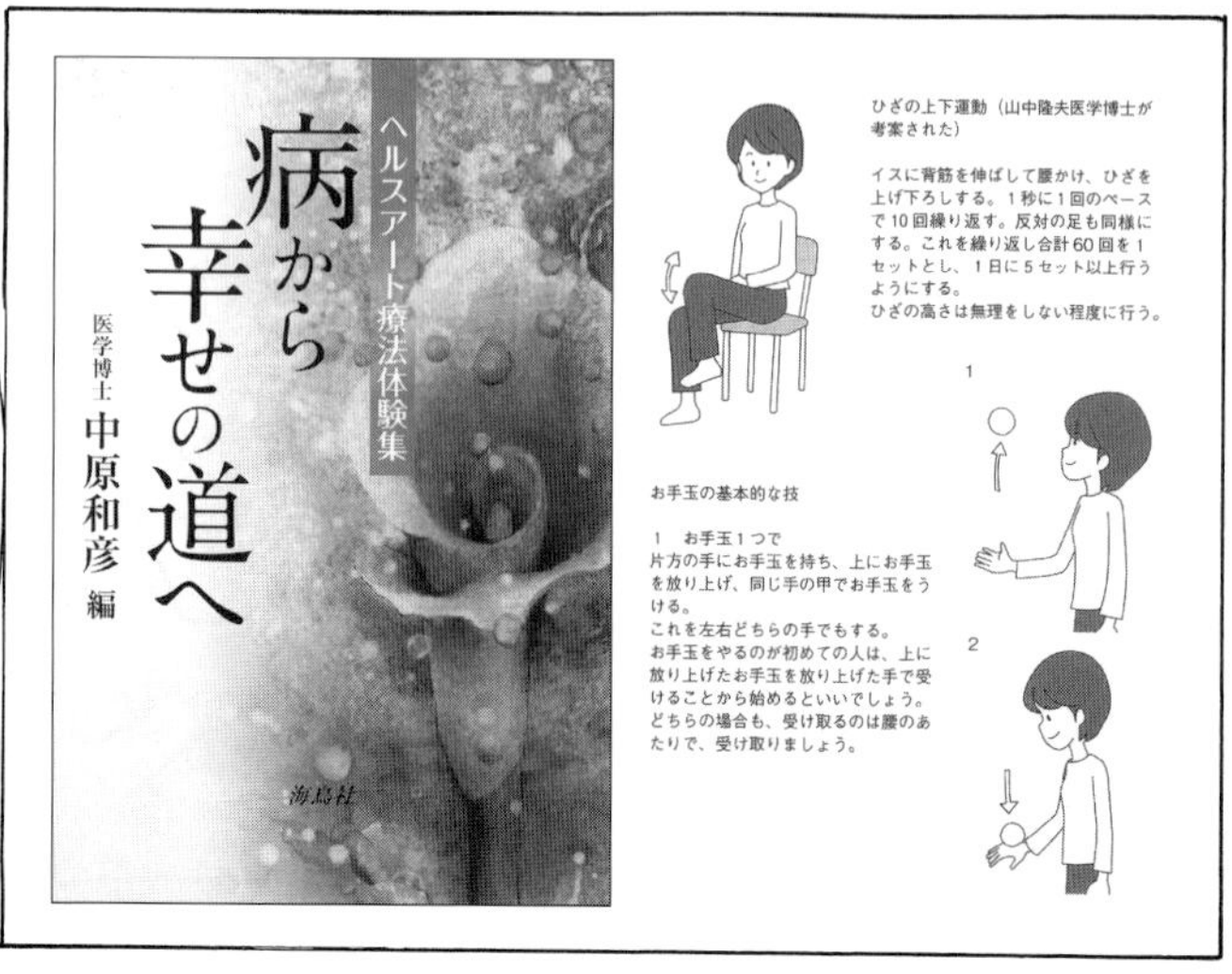
ヘルスアート療法体験集
病から幸せの道へ
医学博士
中原和彦 編
海鳥社
1
2

ひざの上下運動（山中隆夫医学博士が考案された）

イスに背筋を伸ばして腰かけ、ひざを上げ下ろしする。1秒に1回のペースで10回繰り返す。反対の足も同様にする。これを繰り返し合計60回を1セットとし、1日に5セット以上行うようにする。

ひざの高さは無理をしない程度に行う。

お手玉の基本的な技

1　お手玉1つで
片方の手にお手玉を持ち、上にお手玉を放り上げ、同じ手の甲でお手玉をうける。

これを左右どちらの手でもする。

お手玉をやるのが初めての人は、上に放り上げたお手玉を放り上げた手で受けることから始めるといいでしょう。

どちらの場合も、受け取るのは腰のあたりで、受け取りましょう。

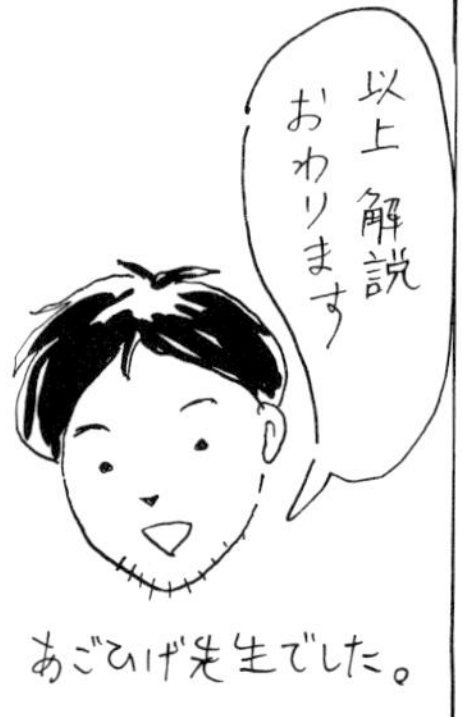
以上 解説 おわります
あごひげ先生でした。

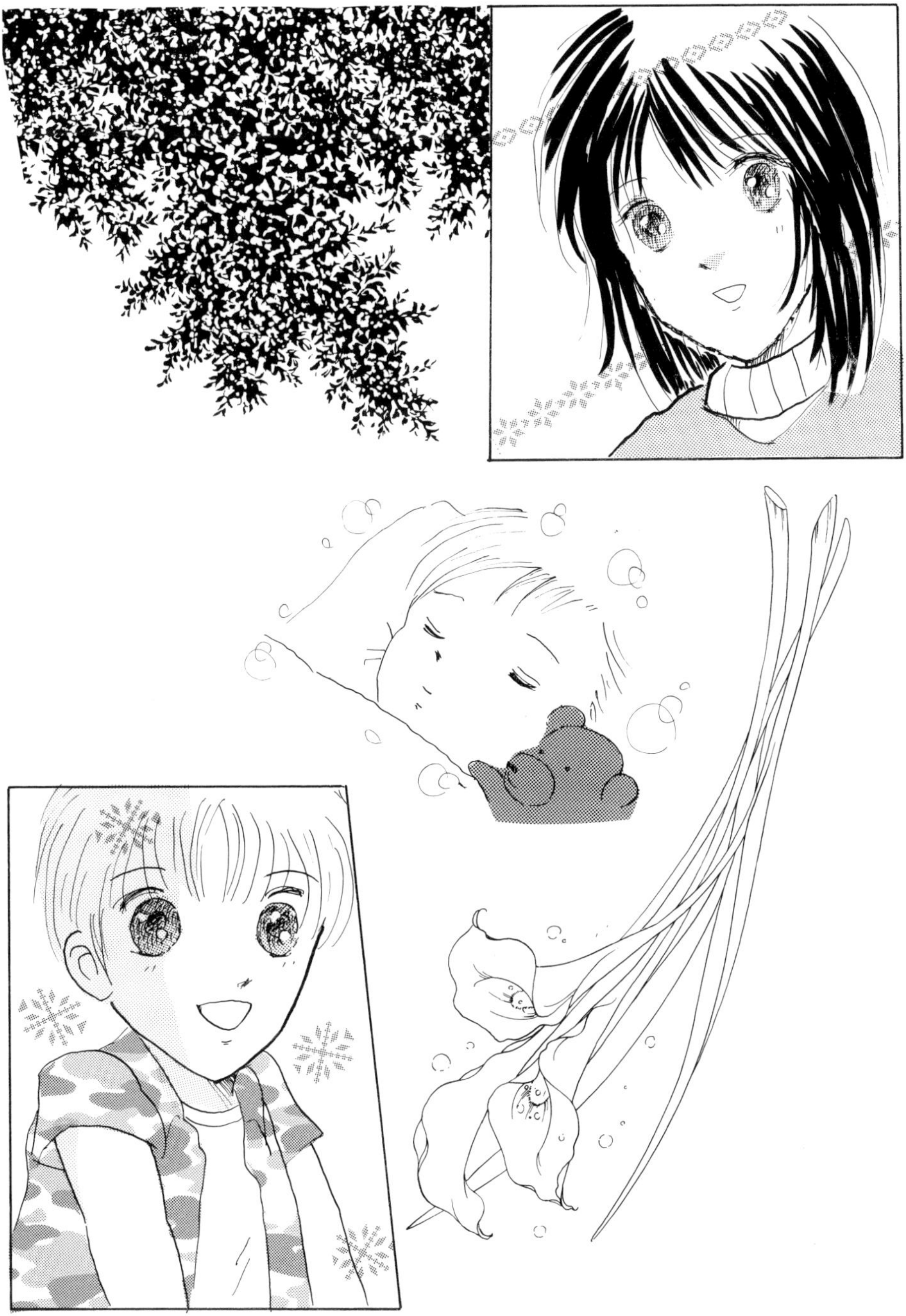

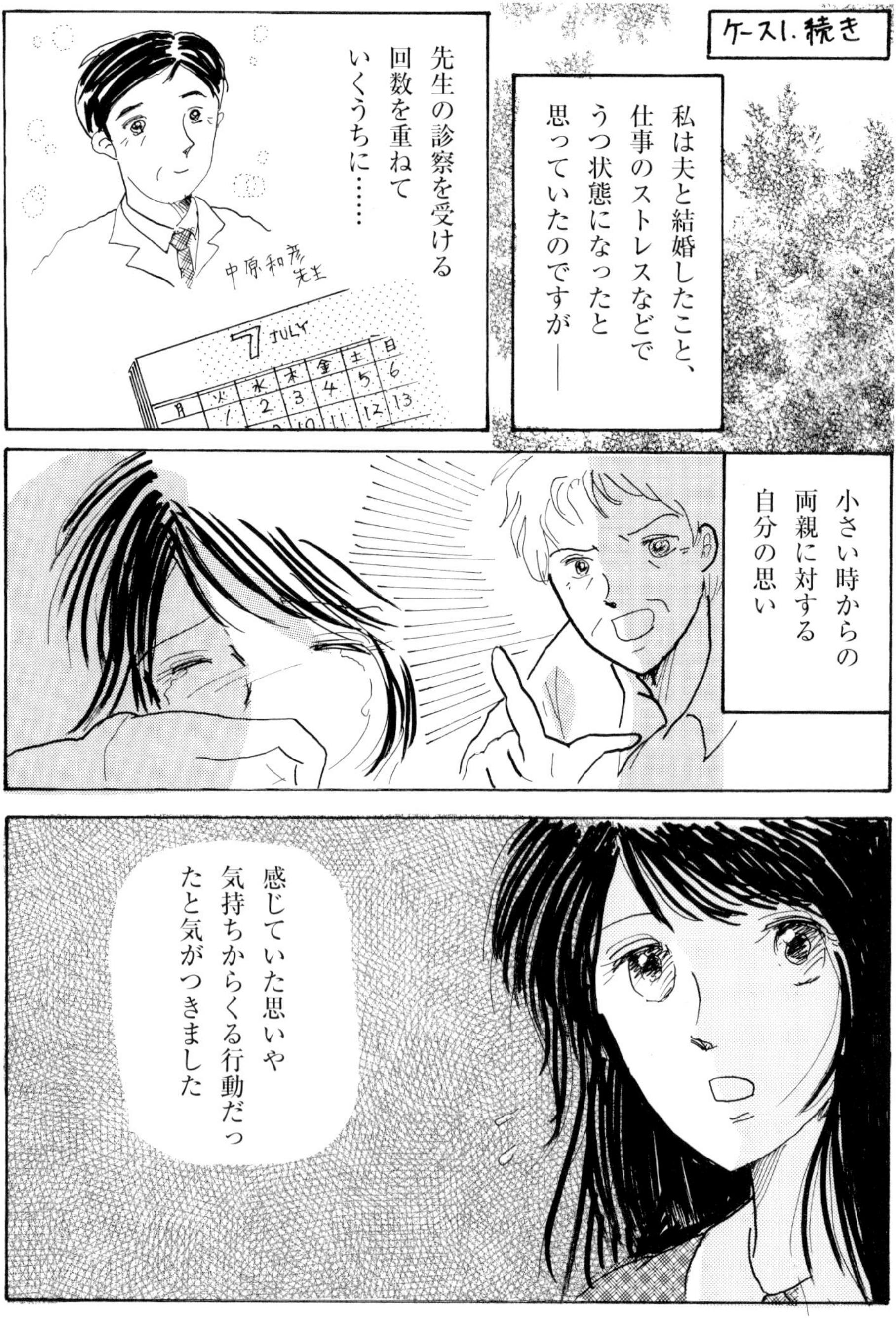
ケース1. 続き
私は夫と結婚したこと、仕事のストレスなどでうつ状態になったと思っていたのですが——
先生の診察を受ける回数を重ねていくうちに……
中原和彦先生
7 JULY
小さい時からの両親に対する自分の思い
感じていた思いや気持ちからくる行動だったと気がつきました

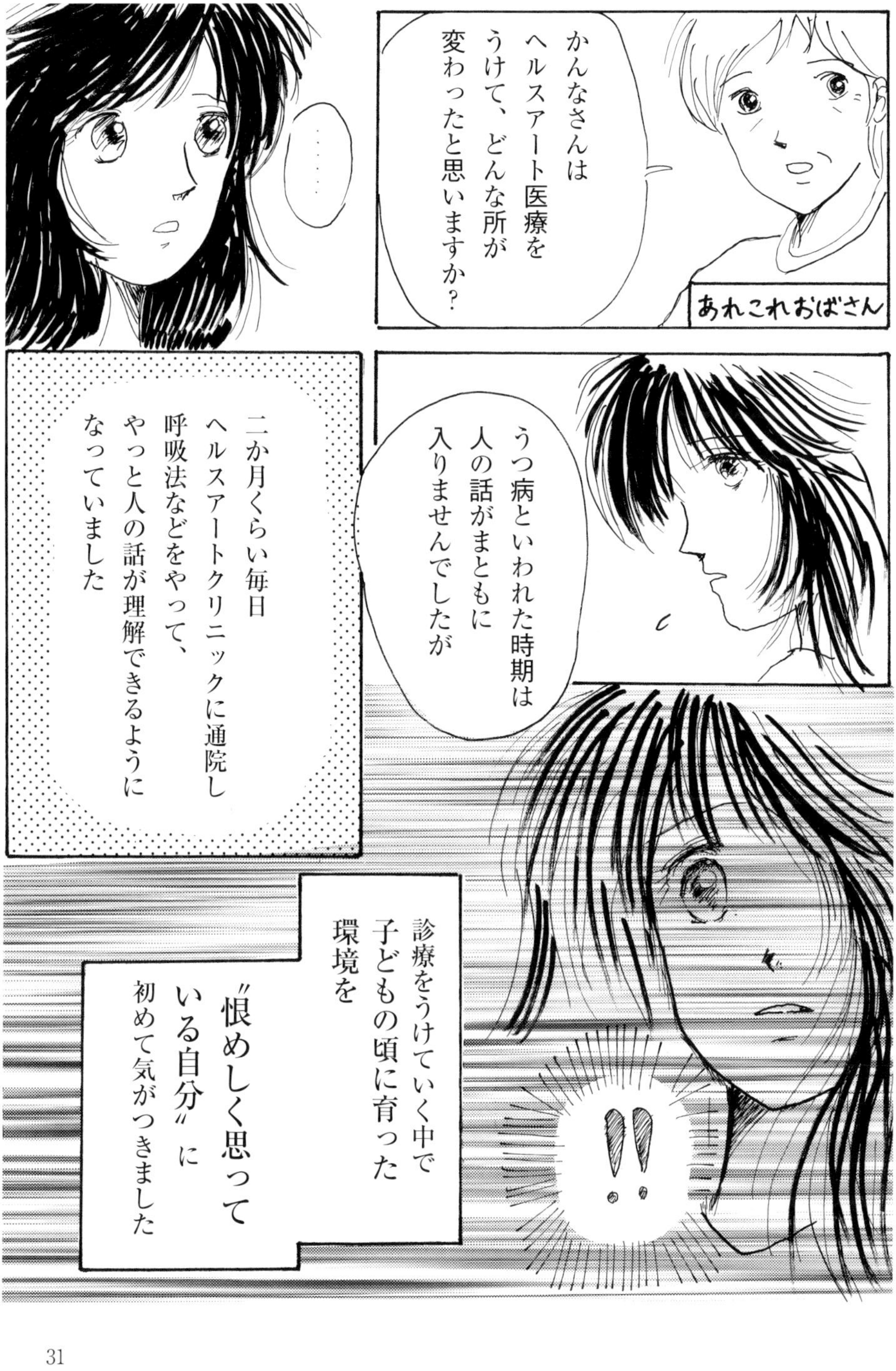
かんなさんは ヘルスアート医療を うけて、どんな所が 変わったと思いますか？
あれこれおばさん
……
うつ病といわれた時期は 人の話がまともに 入りませんでしたが
二か月くらい毎日 ヘルスアートクリニックに通院し 呼吸法などをやって、 やっと人の話が理解できるように なっていました
診療をうけていく中で 子どもの頃に育った 環境を
〝恨めしく思って いる自分〟に 初めて気がつきました
!!

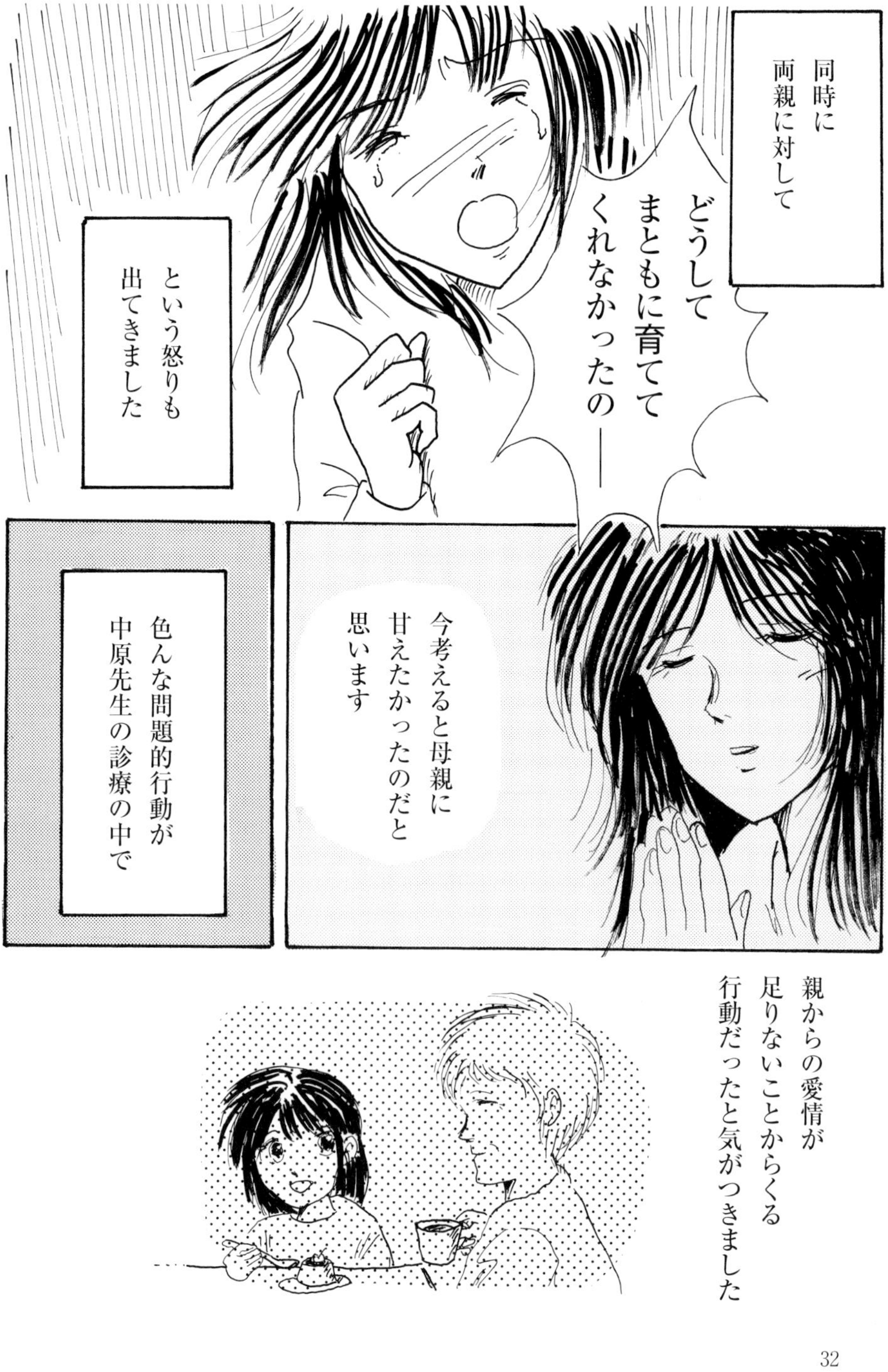
同時に両親に対して
どうしてまともに育ててくれなかったの――
という怒りも出てきました
今考えると母親に甘えたかったのだと思います
色んな問題的行動が中原先生の診療の中で
親からの愛情が足りないことからくる行動だったと気がつきました

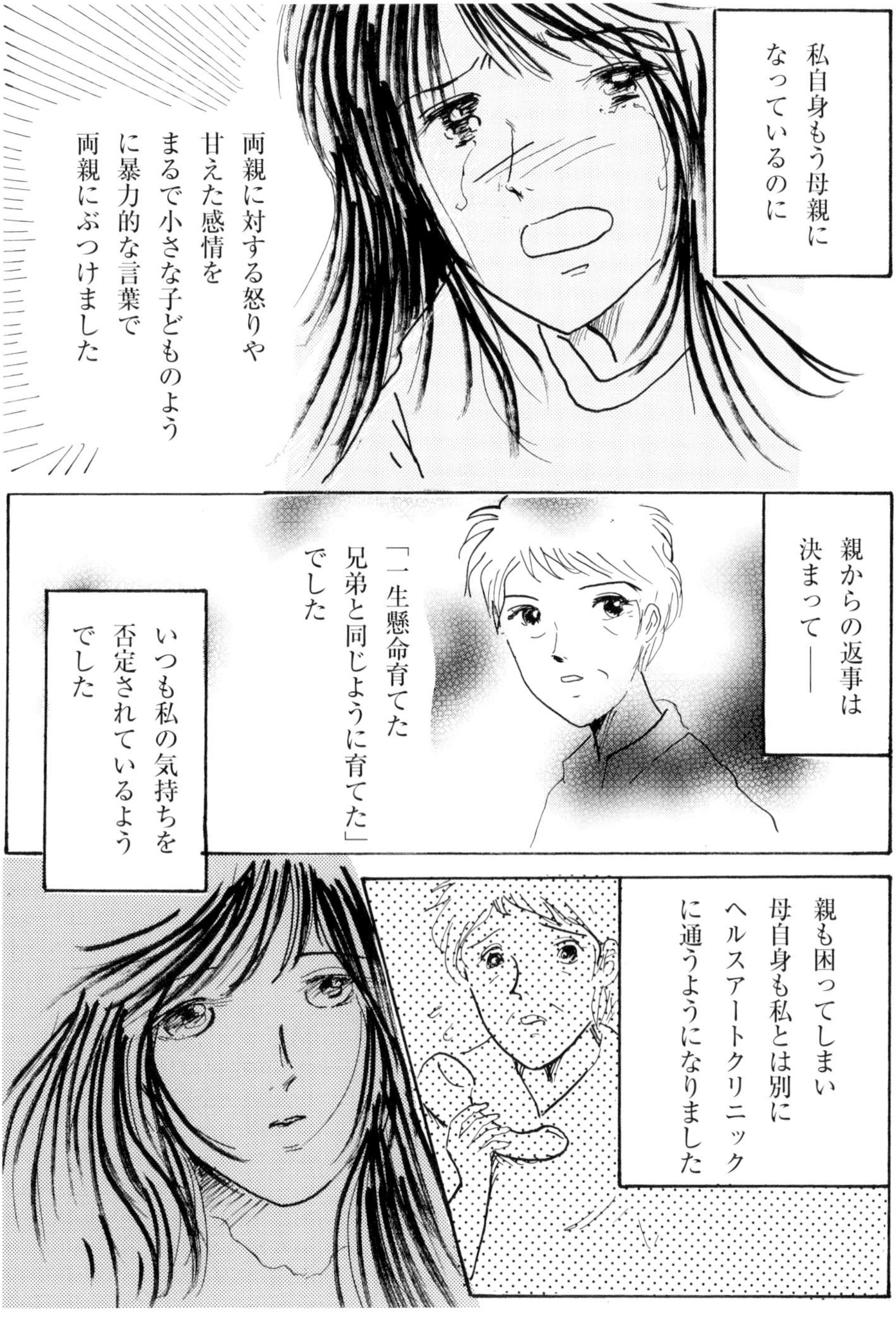

私自身もう母親になっているのに
両親に対する怒りや甘えた感情をまるで小さな子どものように暴力的な言葉で両親にぶつけました
親からの返事は決まって――
「一生懸命育てた兄弟と同じように育てた」でした
いつも私の気持ちを否定されているようでした
親も困ってしまい母自身も私とは別にヘルスアートクリニックに通うようになりました

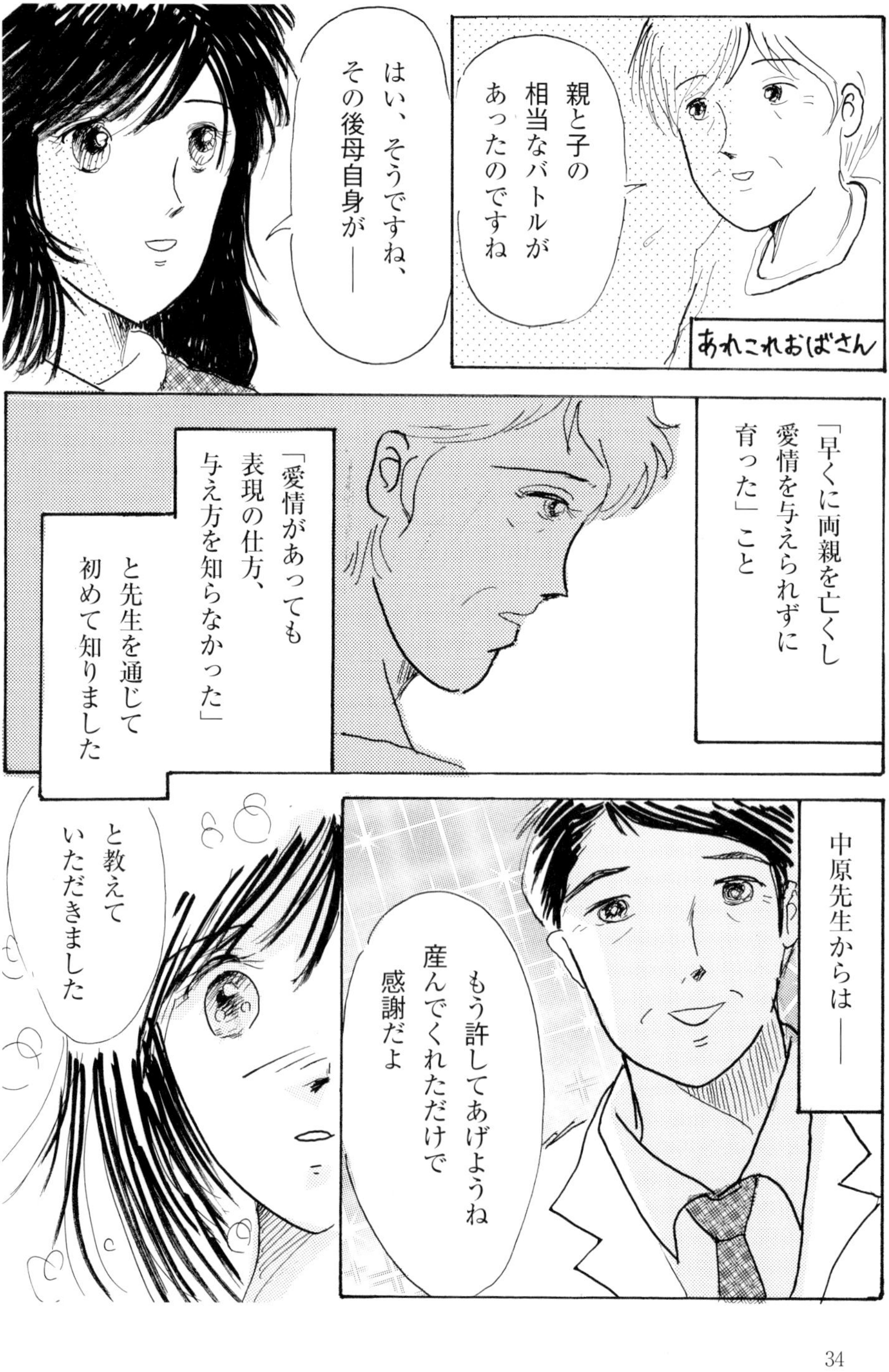
親と子の相当なバトルがあったのですね
あれこれおばさん
はい、そうですね、その後母自身が――
「早くに両親を亡くし愛情を与えられずに育った」こと
「愛情があっても表現の仕方、与え方を知らなかった」
と先生を通じて初めて知りました
中原先生からは――
もう許してあげようね産んでくれただけで感謝だよ
と教えていただきました

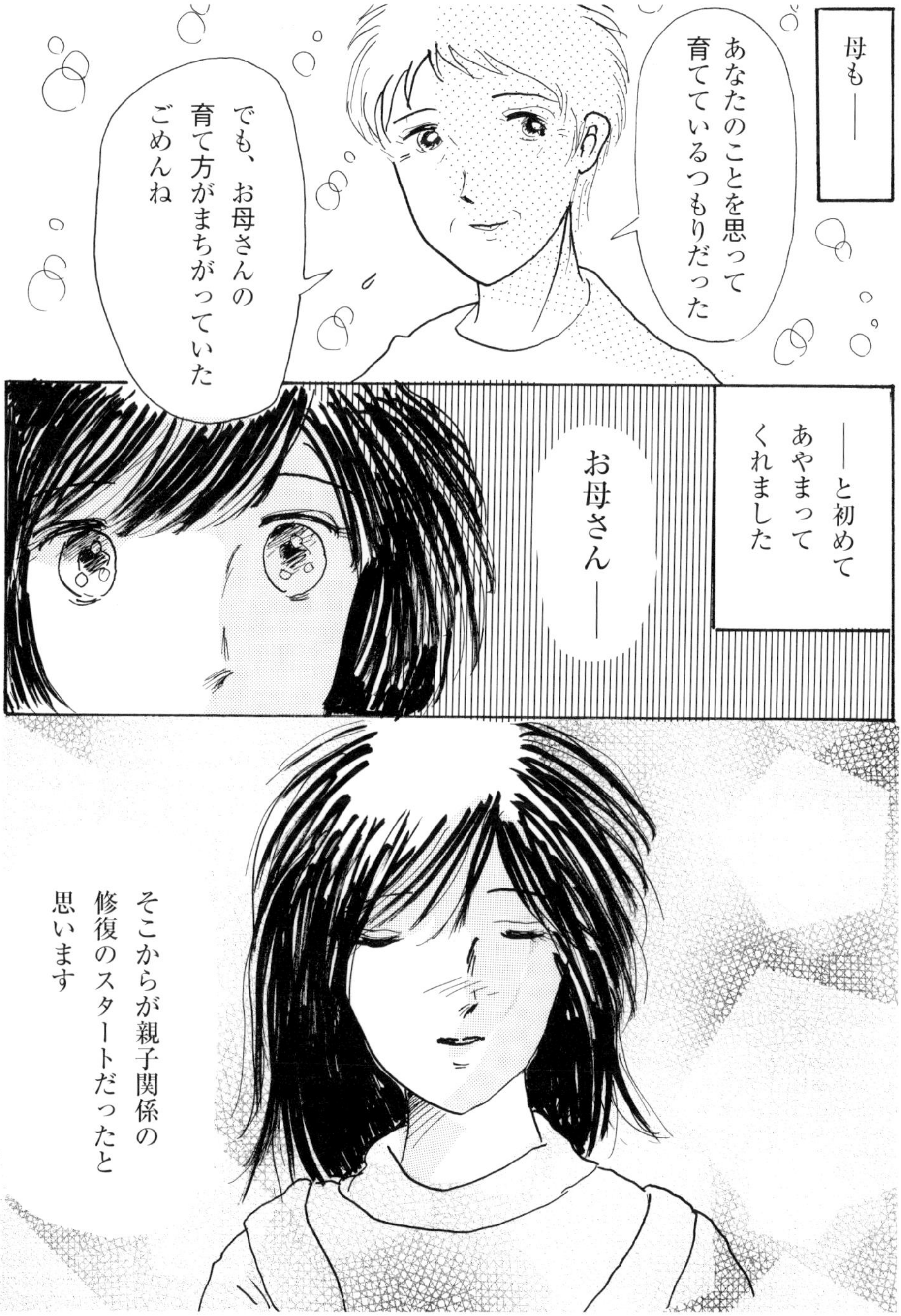
母も——
あなたのことを思って育てているつもりだった
でも、お母さんの育て方がまちがっていたごめんね
——と初めてあやまってくれました
お母さん——
そこからが親子関係の修復のスタートだったと思います

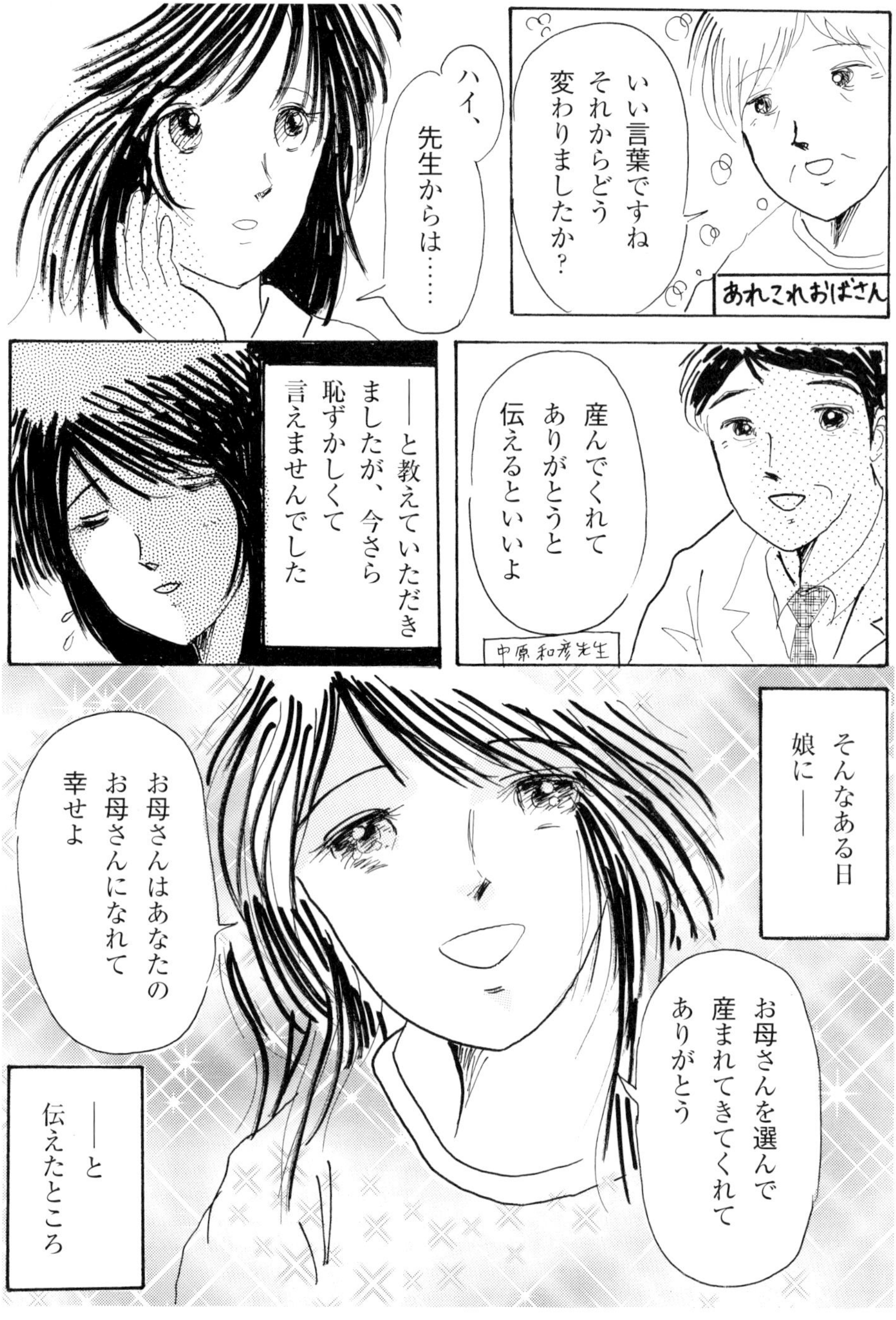
いい言葉ですね
それからどう
変わりましたか？
あれこれおばさん
ハイ、
先生からは……
産んでくれて
ありがとうと
伝えるといいよ
中原和彦先生
——と教えていただき
ましたが、今さら
恥ずかしくて
言えませんでした
そんなある日
娘に——
お母さんを選んで
産まれてきてくれて
ありがとう
お母さんはあなたの
お母さんになれて
幸せよ
——と
伝えたところ

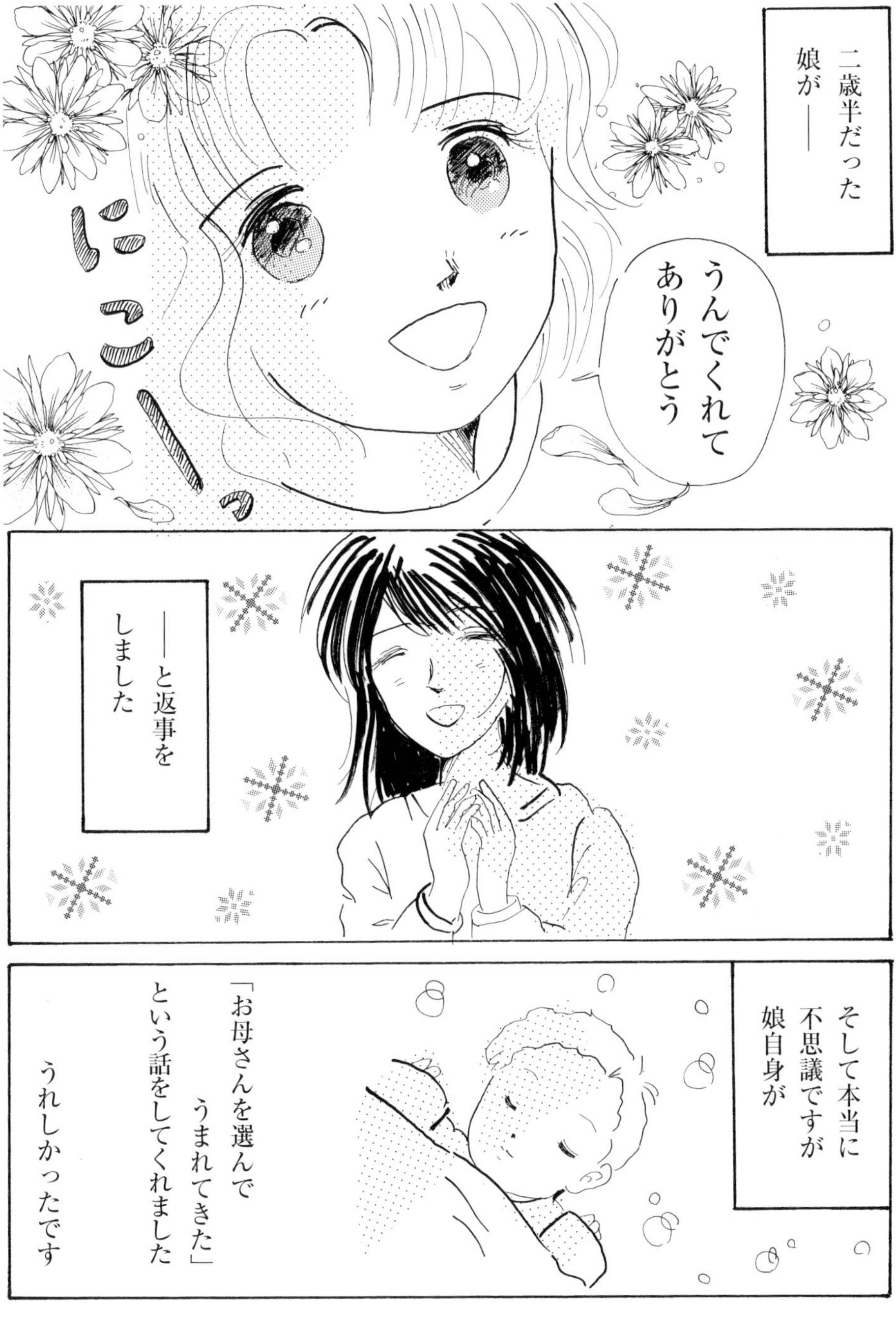
二歳半だった
娘が――
うんでくれて
ありがとう
にこーっ
――と返事を
しました
そして本当に
不思議ですが
娘自身が
「お母さんを選んで
うまれてきた」
という話をしてくれました
うれしかったです

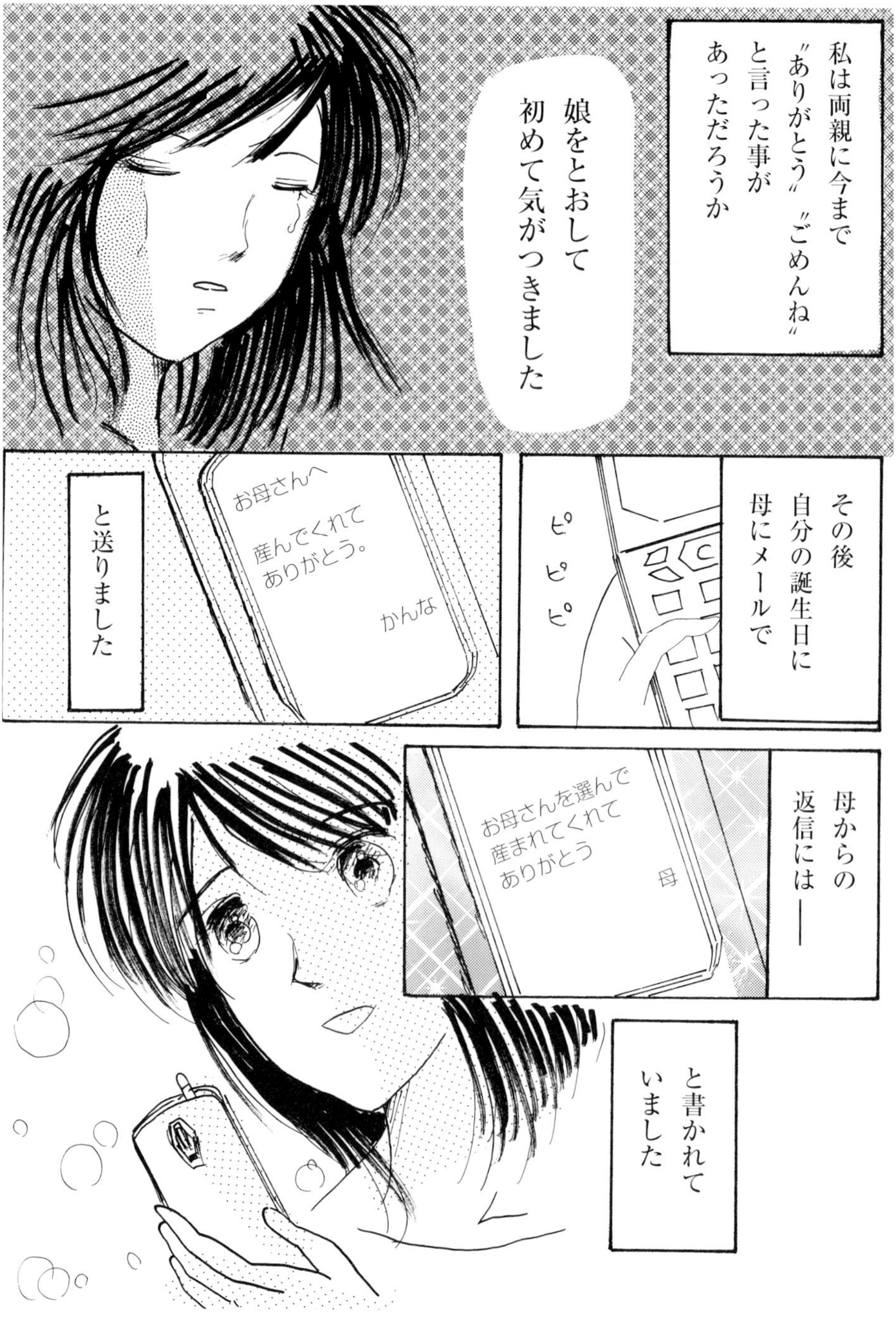
私は両親に今まで
〝ありがとう〟〝ごめんね〟
と言った事が
あっただろうか
娘をとおして
初めて気がつきました
その後
自分の誕生日に
母にメールで
ピ ピ ピ
お母さんへ
産んでくれて
ありがとう。
かんな
と送りました
母からの
返信には――
お母さんを選んで
産まれてくれて
ありがとう
母
と書かれて
いました

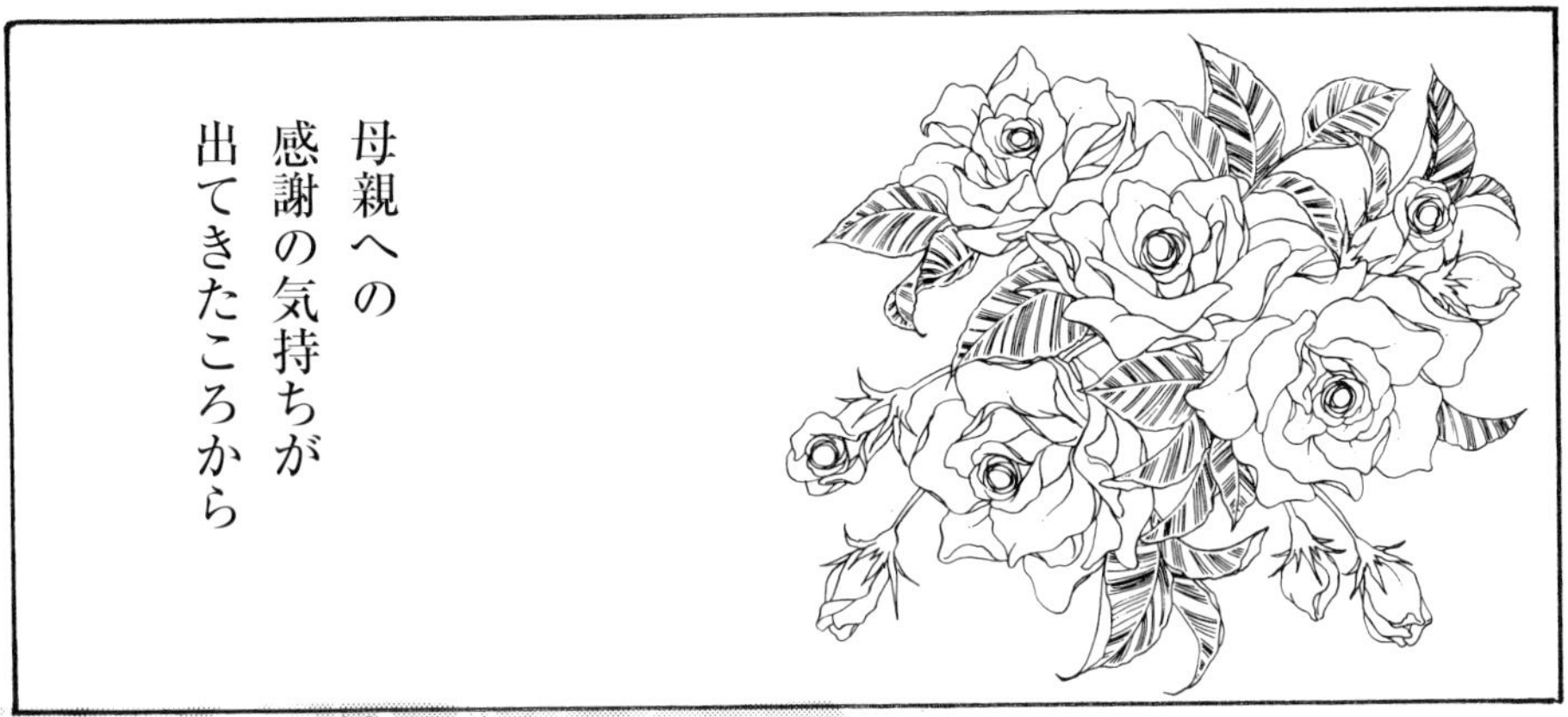
母親への
感謝の気持ちが
出てきたころから

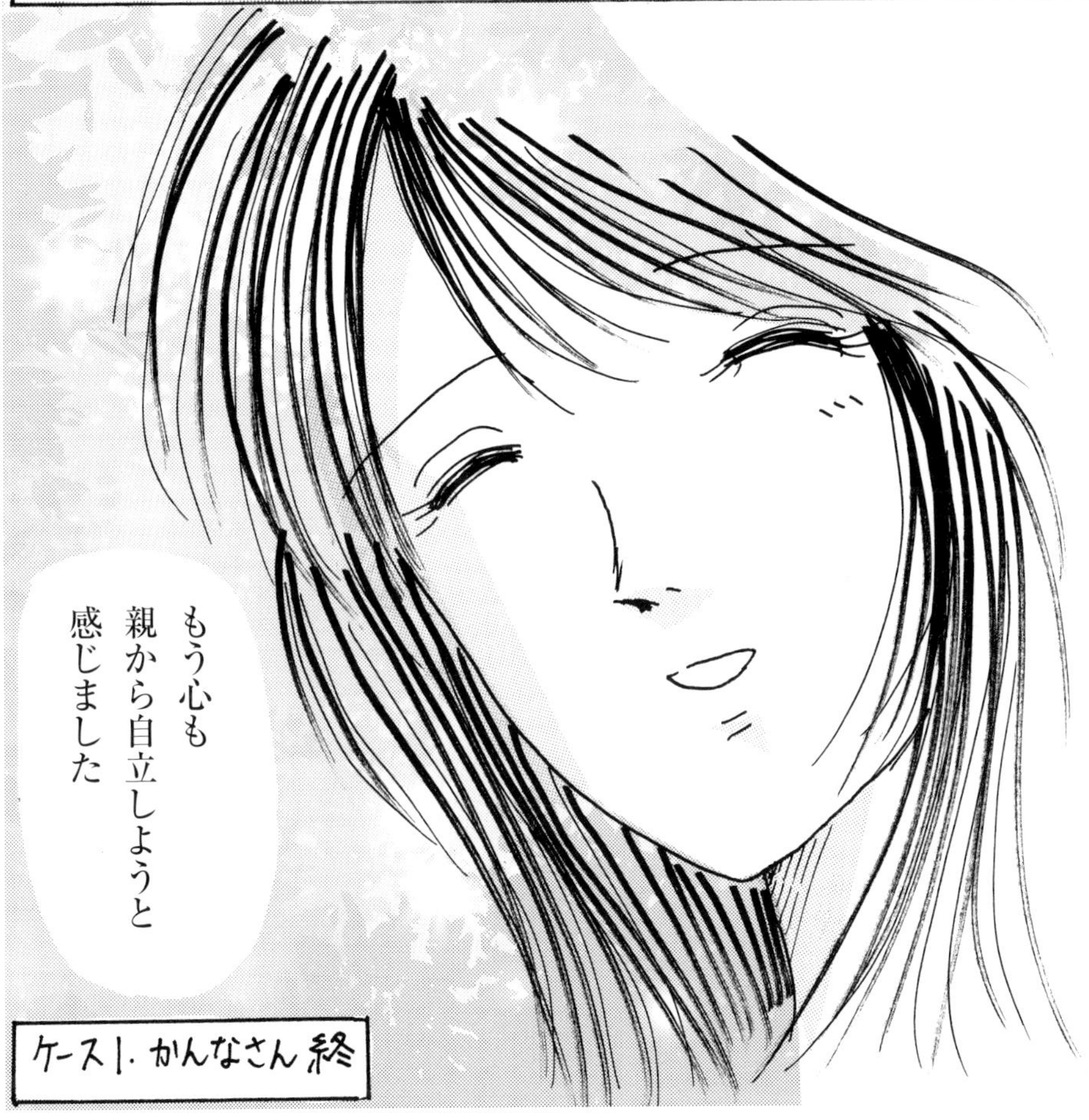
もう心も
親から自立しようと
感じました
ケース1. かんなさん 終

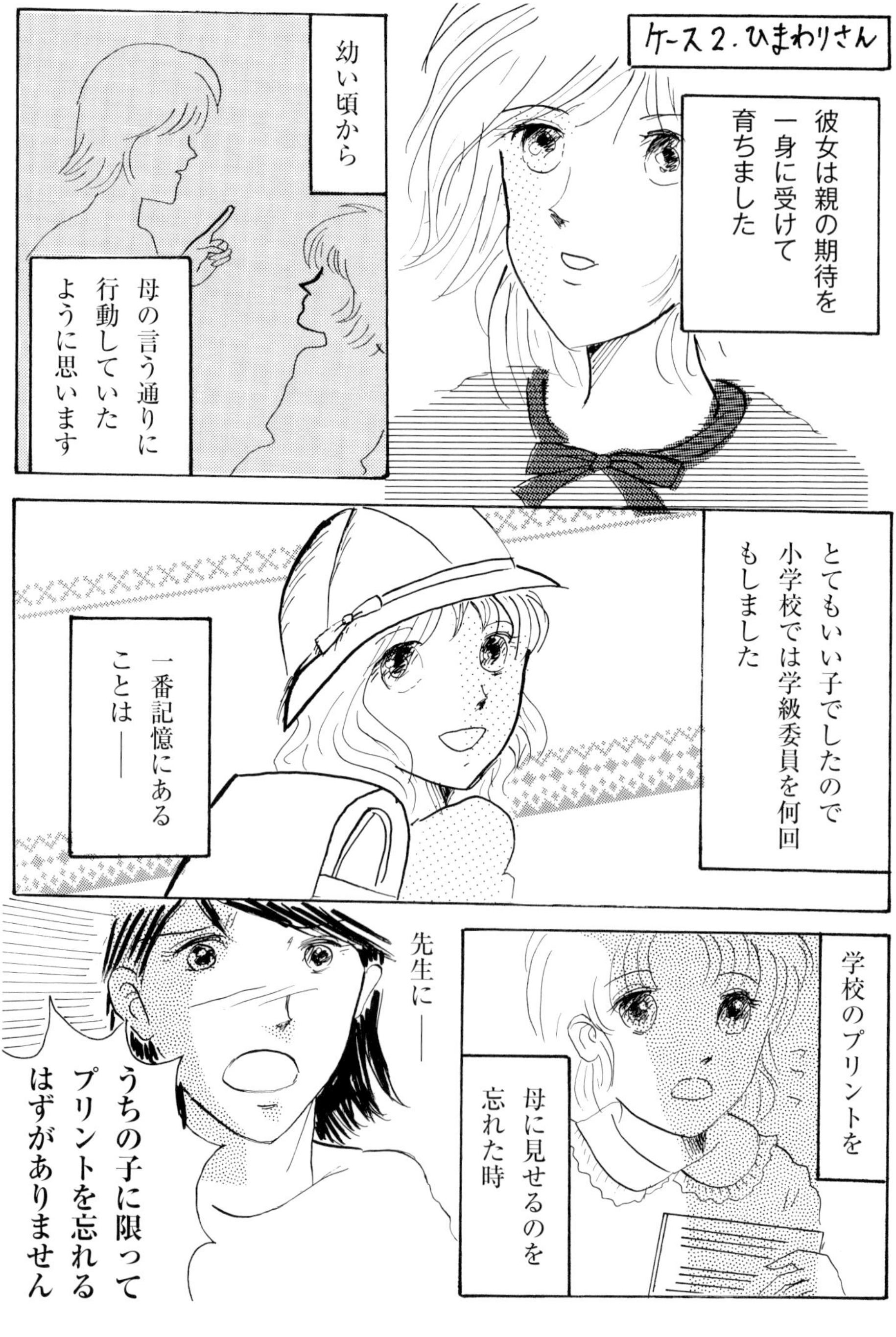
ケース2.ひまわりさん
彼女は親の期待を一身に受けて育ちました
幼い頃から
母の言う通りに行動していたように思います
とてもいい子でしたので小学校では学級委員を何回もしました
一番記憶にあることは——
学校のプリントを
母に見せるのを忘れた時
先生に——
うちの子に限ってプリントを忘れるはずがありません

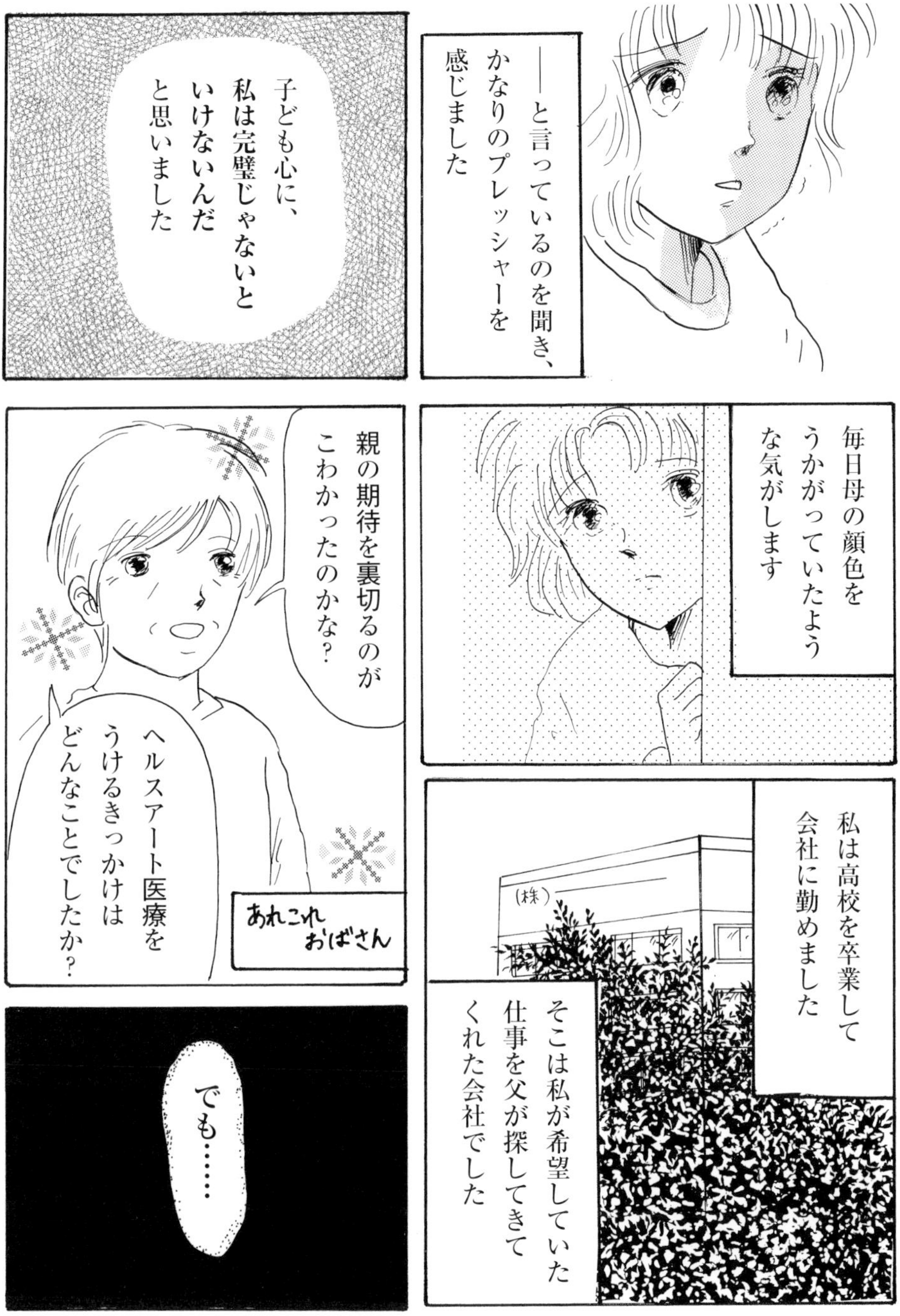
――と言っているのを聞き、かなりのプレッシャーを感じました
子ども心に、私は完璧じゃないといけないんだと思いました
毎日母の顔色をうかがっていたような気がします
親の期待を裏切るのがこわかったのかな？
ヘルスアート医療をうけるきっかけはどんなことでしたか？
あれこれおばさん
私は高校を卒業して会社に勤めました
(株)
そこは私が希望していた仕事を父が探してきてくれた会社でした
でも……

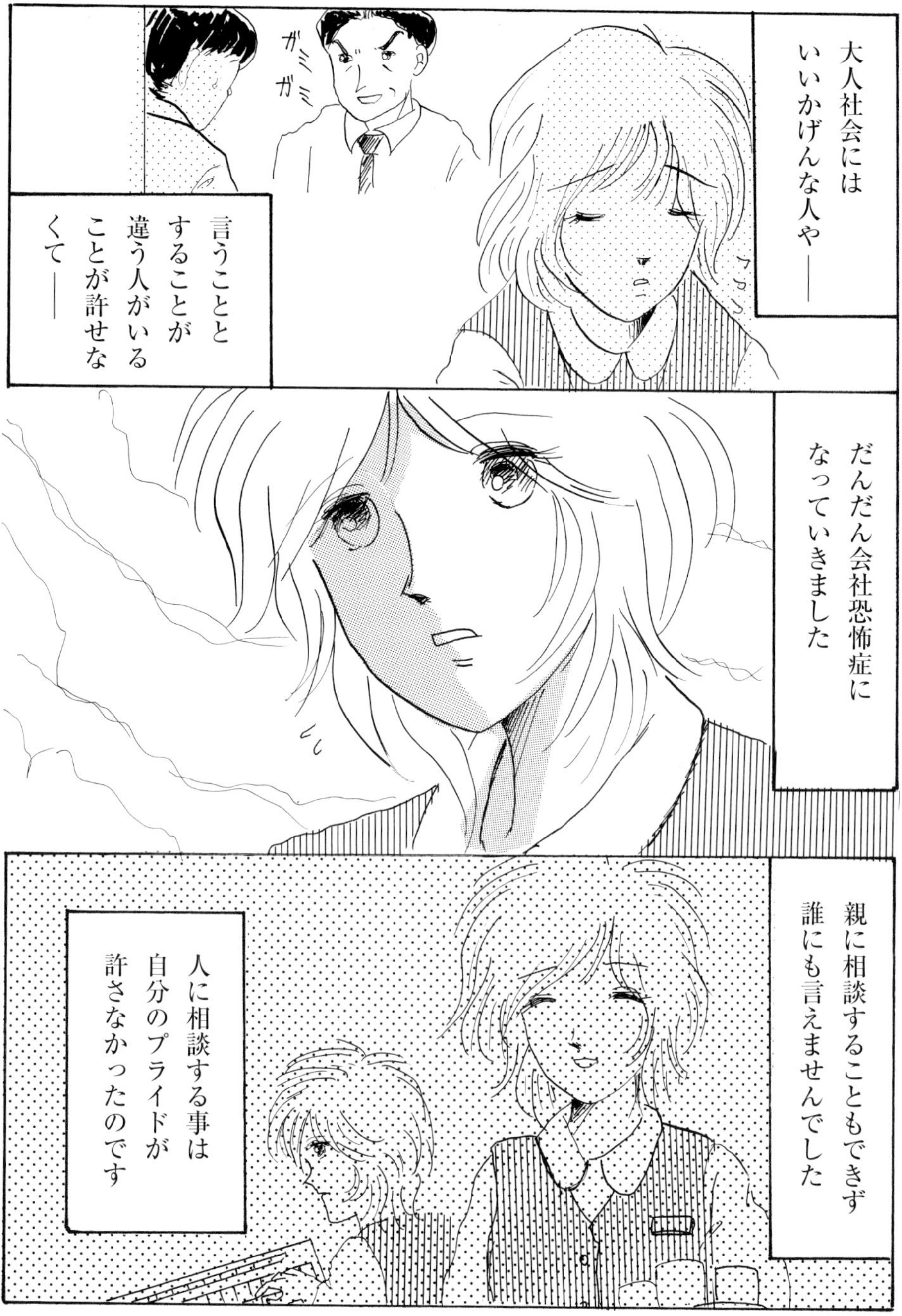

大人社会には
いいかげんな人や――
ガミ
ガミ
言うことと
することが
違う人がいる
ことが許せな
くて――
だんだん会社恐怖症に
なっていきました
親に相談することもできず
誰にも言えませんでした
人に相談する事は
自分のプライドが
許さなかったのです

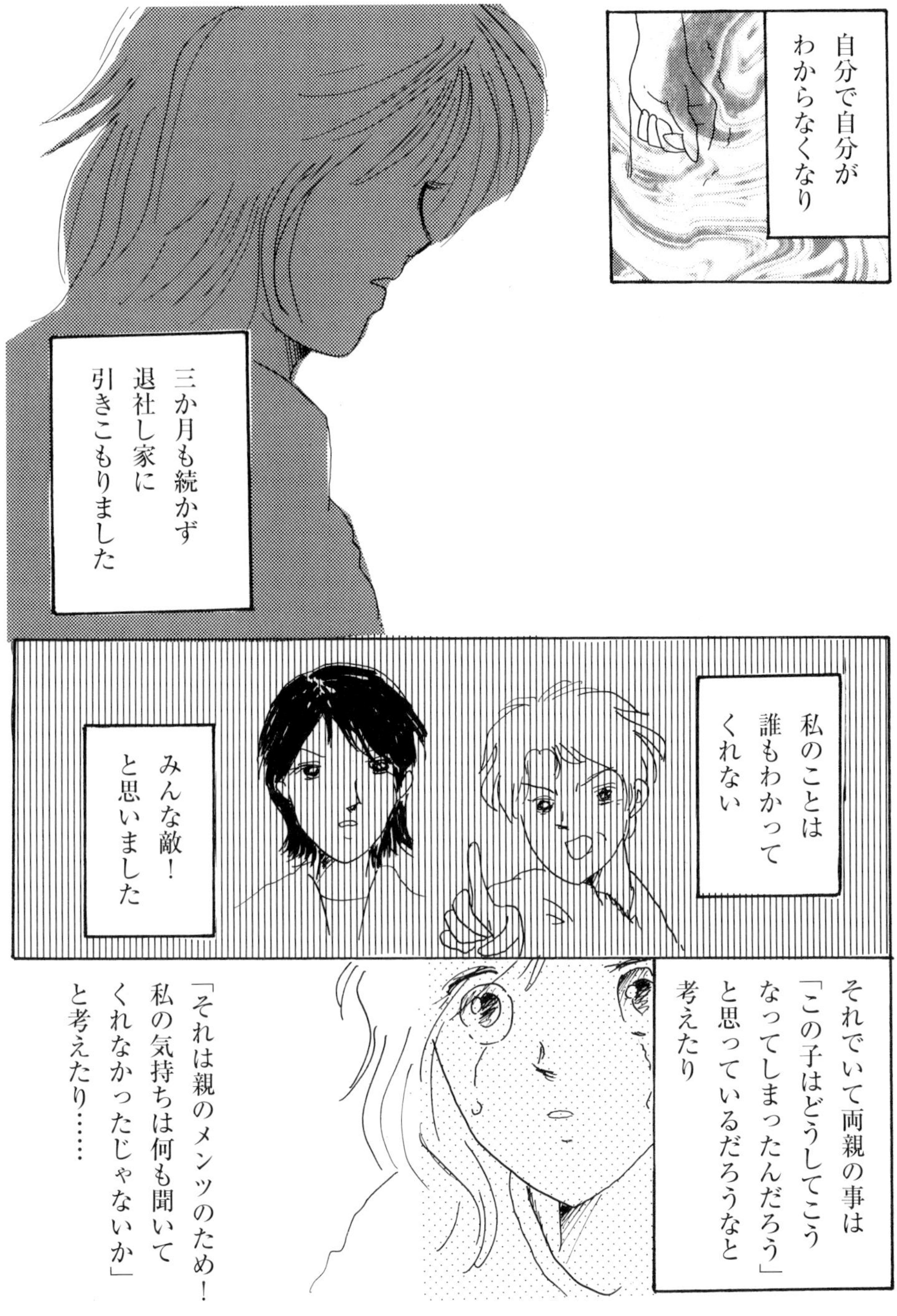
自分で自分がわからなくなり
三か月も続かず退社し家に引きこもりました
私のことは誰もわかってくれない
みんな敵！と思いました
それでいて両親の事は「この子はどうしてこうなってしまったんだろう」と思っているだろうなと考えたり
「それは親のメンツのため！私の気持ちは何も聞いてくれなかったじゃないか」と考えたり……

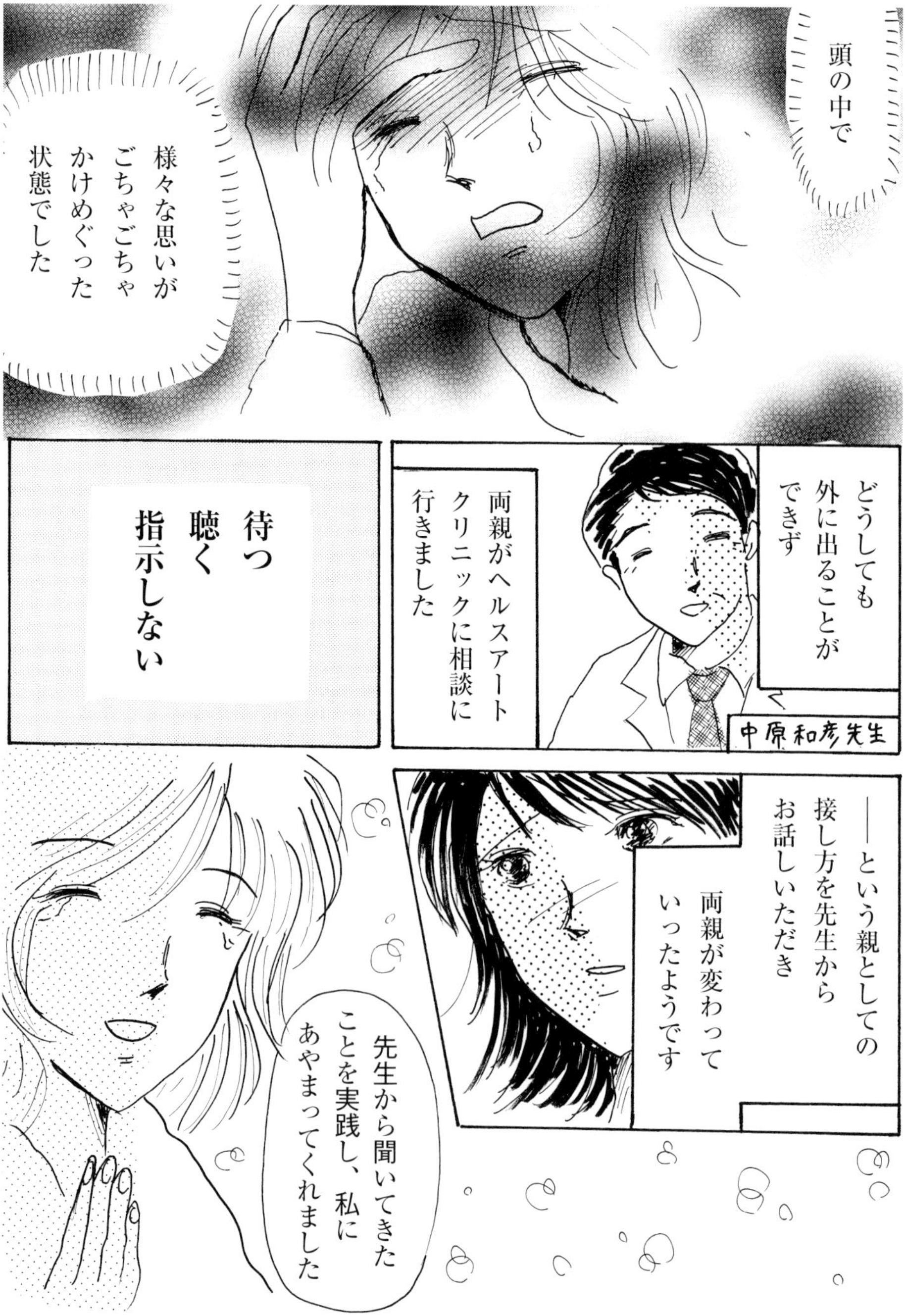
頭の中で
様々な思いが
ごちゃごちゃ
かけめぐった
状態でした
どうしても
外に出ることが
できず
中原和彦先生
両親がヘルスアート
クリニックに相談に
行きました
待つ
聴く
指示しない
――という親としての
接し方を先生から
お話しいただき
両親が変わって
いったようです
先生から聞いてきた
ことを実践し、私に
あやまってくれました

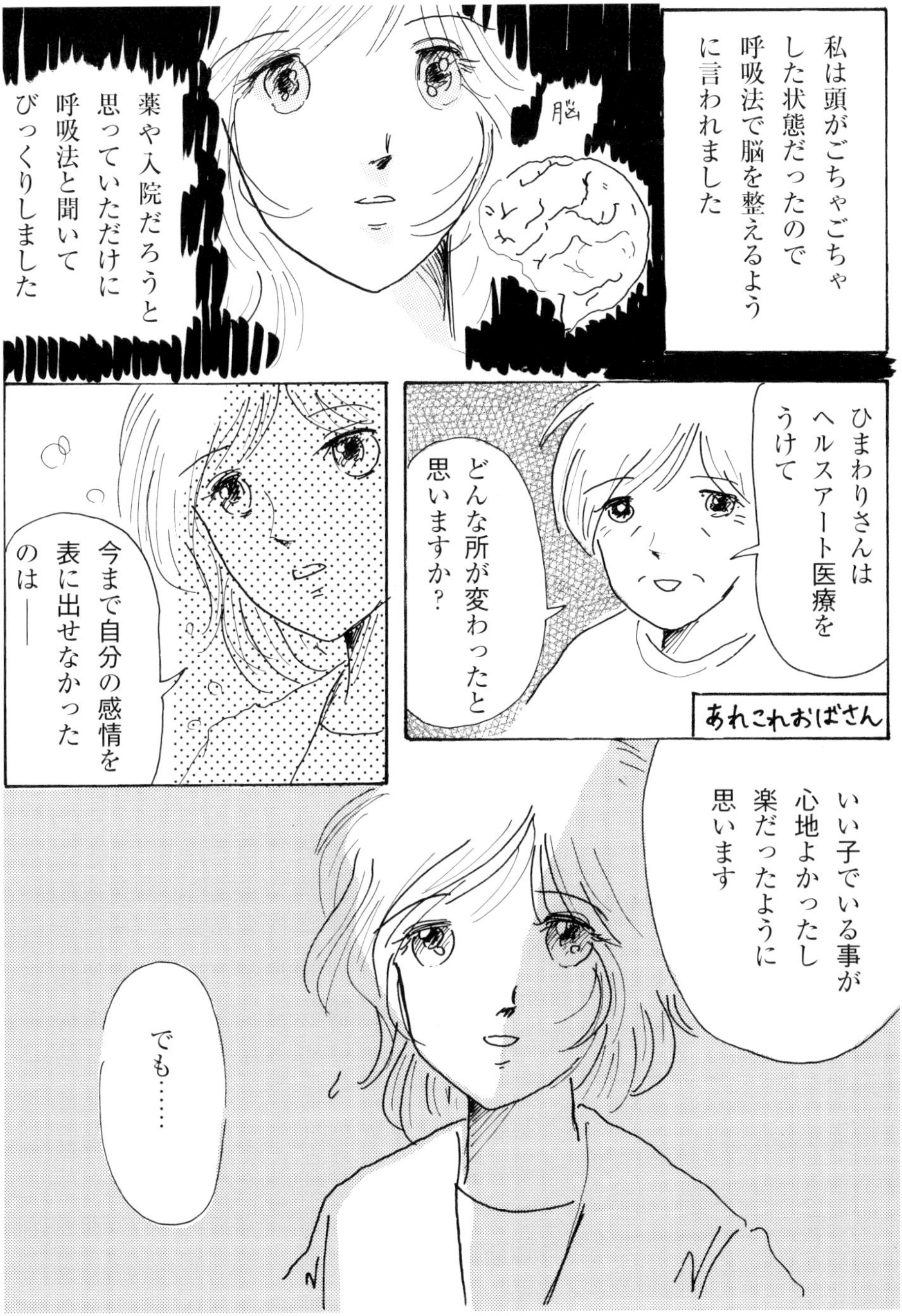
私は頭がごちゃごちゃした状態だったので呼吸法で脳を整えるように言われました
脳
薬や入院だろうと思っていただけに呼吸法と聞いてびっくりしました
あれこれおばさん
ひまわりさんはヘルスアート医療をうけて
どんな所が変わったと思いますか？
今まで自分の感情を表に出せなかったのは――
いい子でいる事が心地よかったし楽だったように思います
でも……

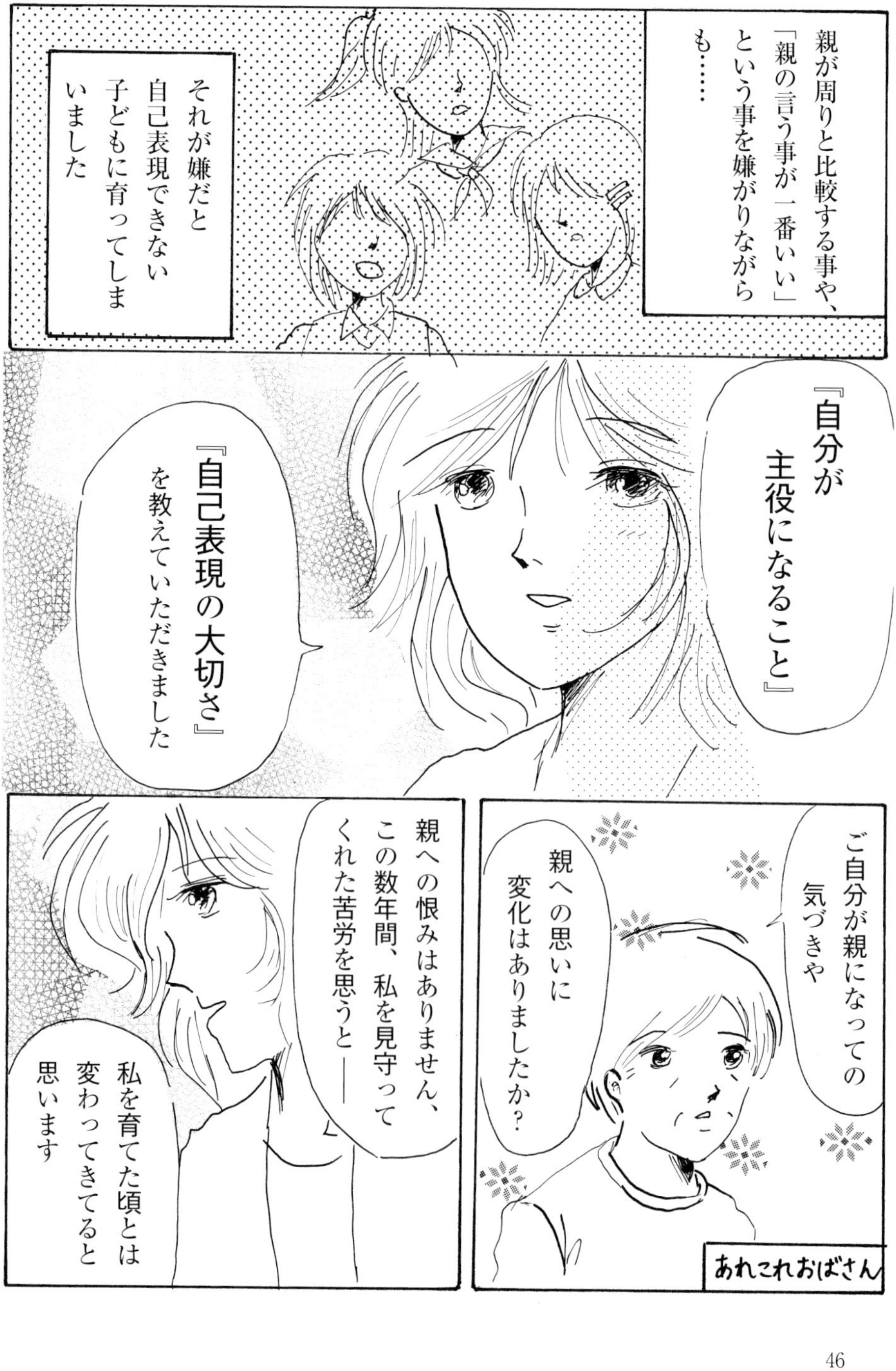
親が周りと比較する事や、「親の言う事が一番いい」という事を嫌がりながらも……
それが嫌だと自己表現できない子どもに育ってしまいました
『自分が主役になること』
『自己表現の大切さ』を教えていただきました
ご自分が親になっての気づきや
親への思いに変化はありましたか？
あれこれおばさん
親への恨みはありません、この数年間、私を見守ってくれた苦労を思うと――
私を育てた頃とは変わってきてると思います

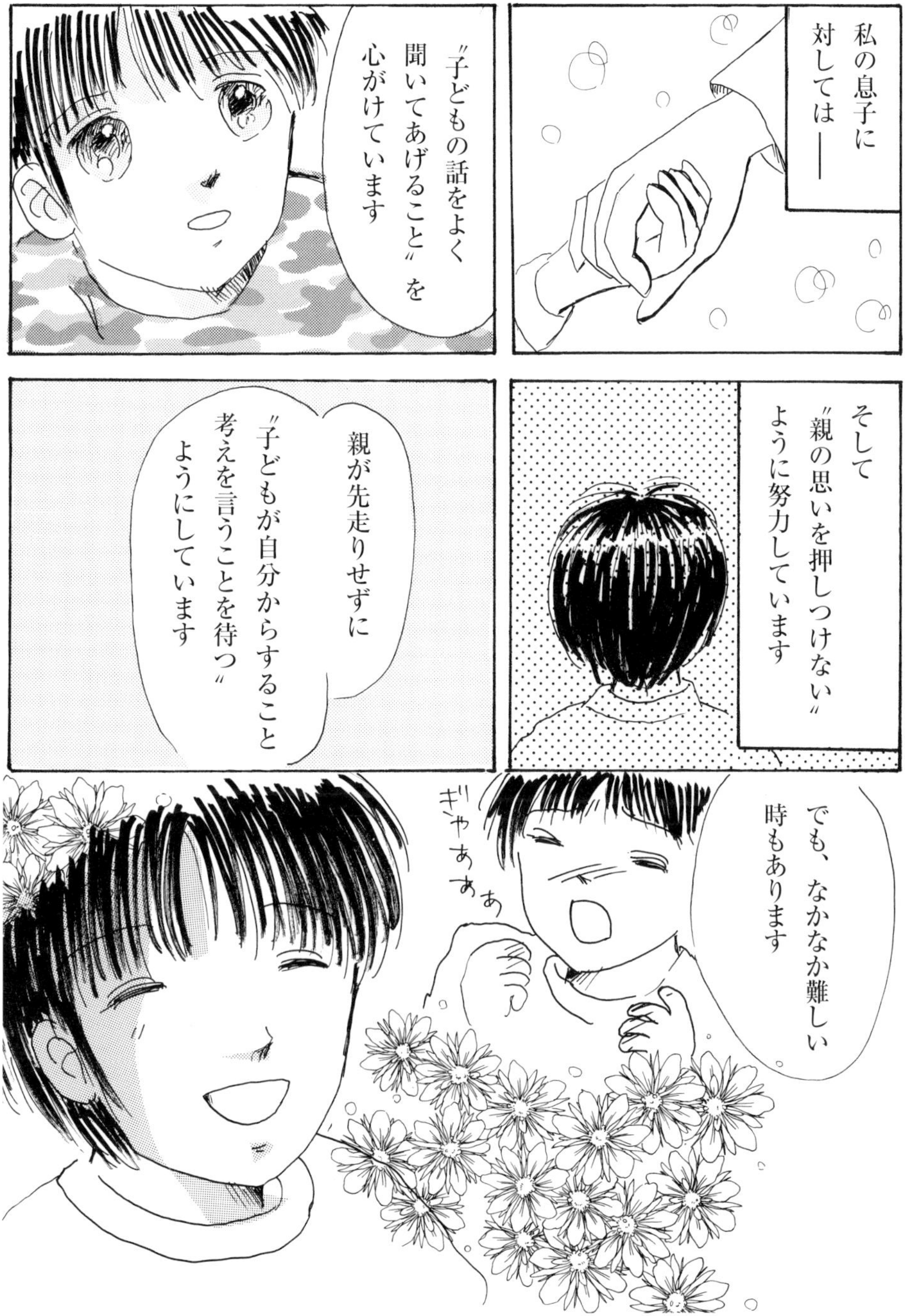
私の息子に
対しては――
〝子どもの話をよく
聞いてあげること〟を
心がけています
そして
〝親の思いを押しつけない〟
ように努力しています
親が先走りせずに
〝子どもが自分からすること
考えを言うことを待つ〟
ようにしています
ギャあああ
でも、なかなか難しい
時もあります

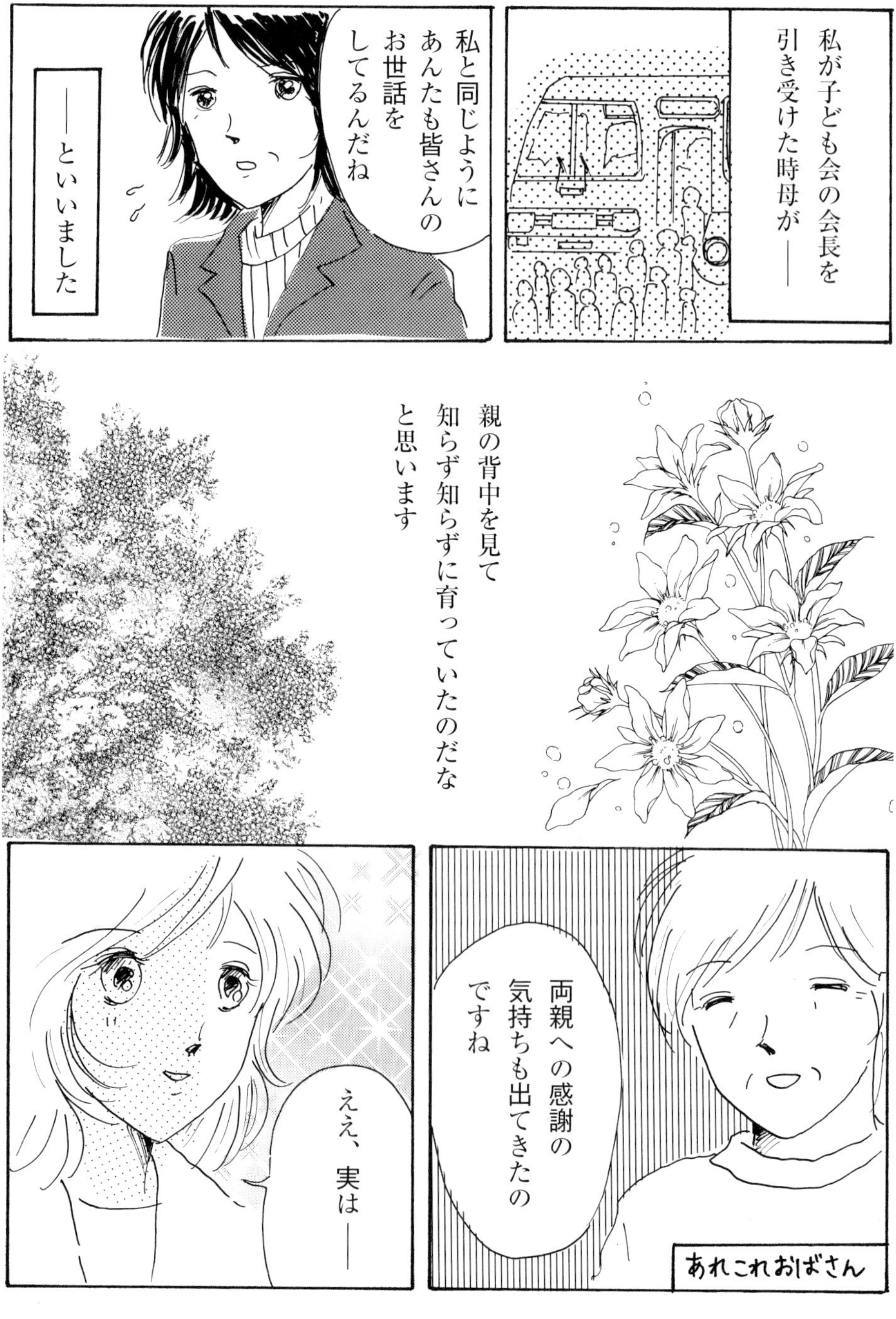

私が子ども会の会長を
引き受けた時母が――
私と同じように
あんたも皆さんの
お世話を
してるんだね
――といいました
親の背中を見て
知らず知らずに育っていたのだな
と思います
両親への感謝の
気持ちも出てきたの
ですね
あれこれおばさん
ええ、実は――

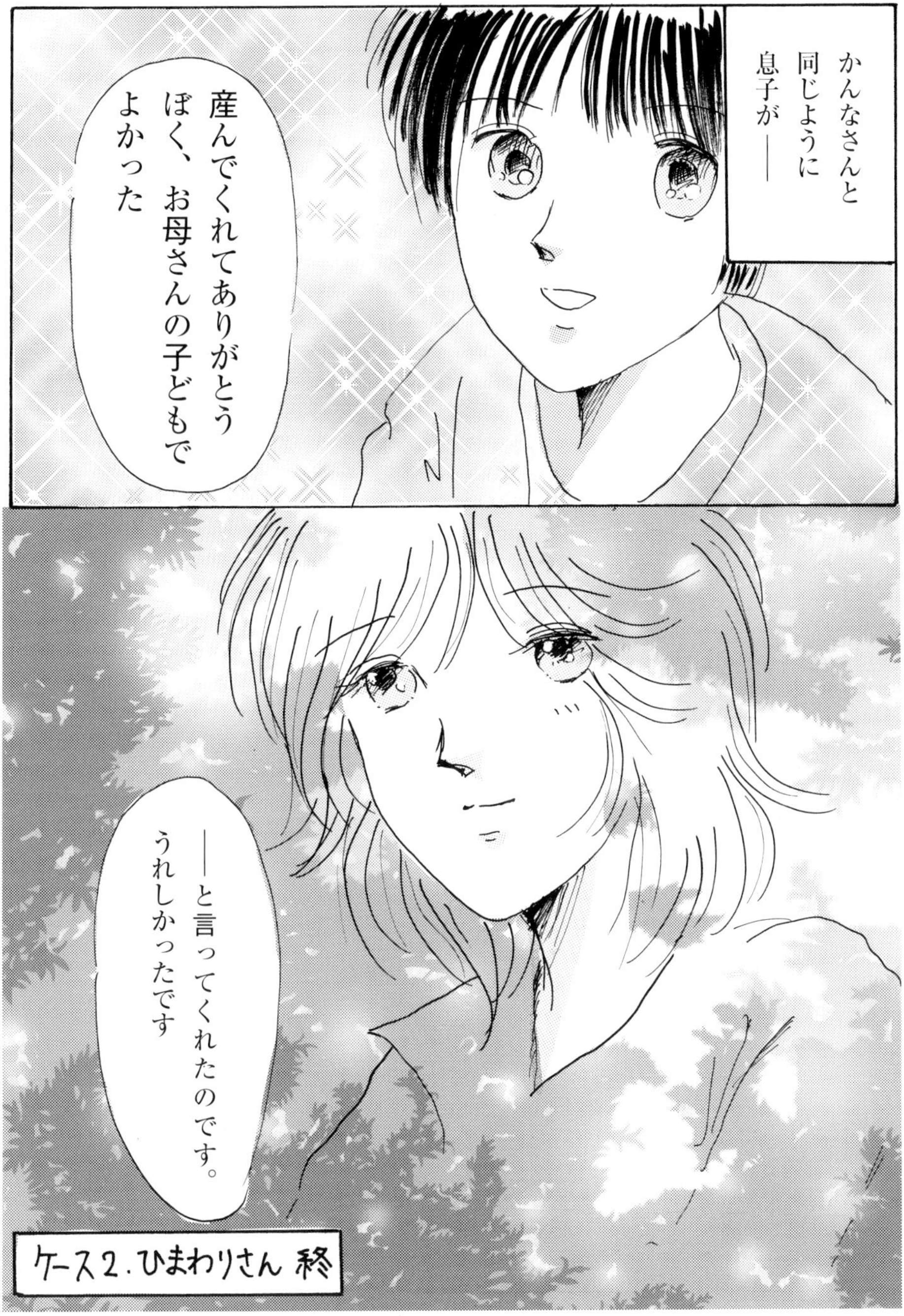
かんなさんと同じように息子が——
産んでくれてありがとう ぼく、お母さんの子どもで よかった
——と言ってくれたのです。うれしかったです
ケース2.ひまわりさん 終

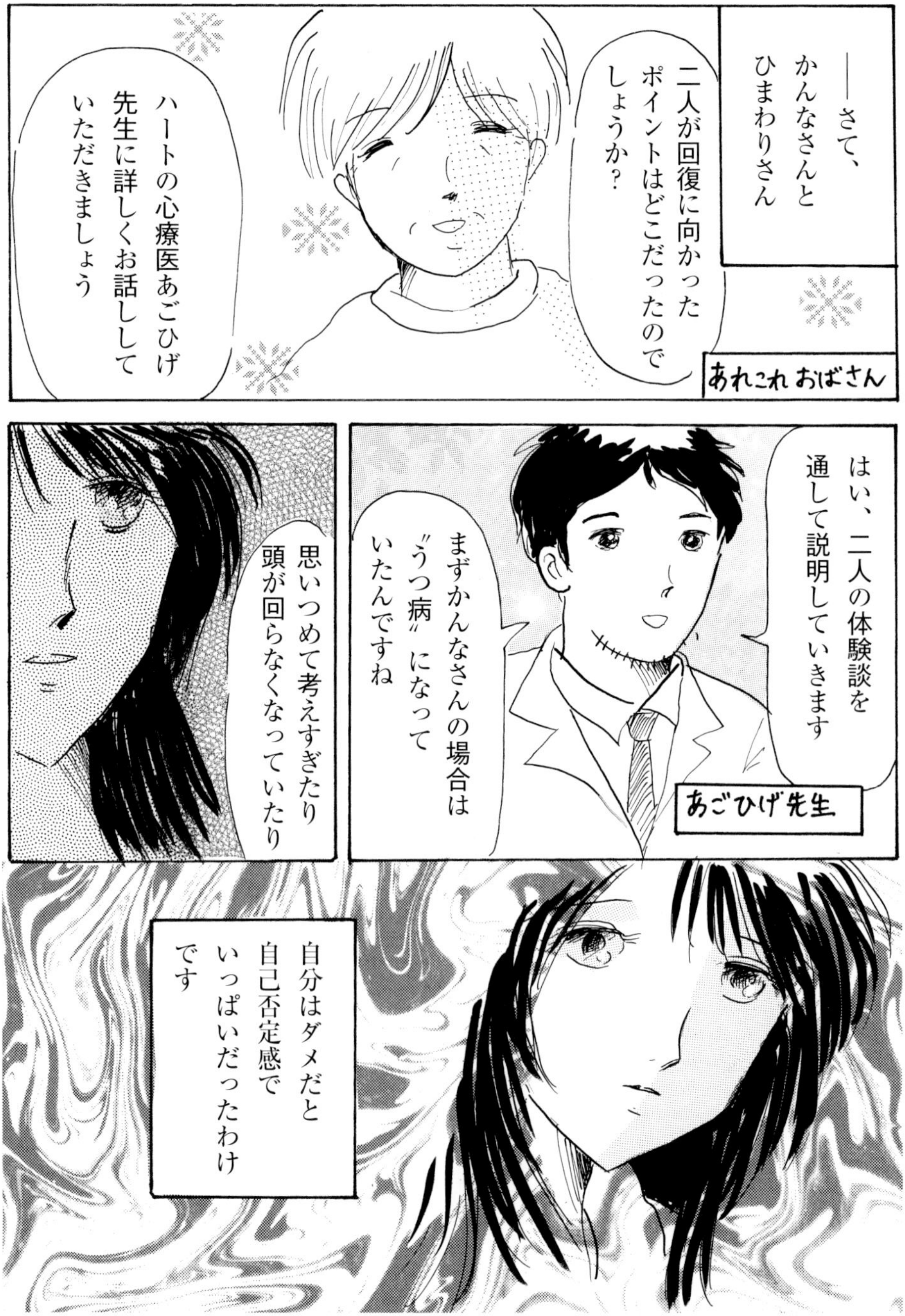
――さて、かんなさんとひまわりさん
二人が回復に向かったポイントはどこだったのでしょうか？
あれこれおばさん
ハートの心療医あごひげ先生に詳しくお話ししていただきましょう
はい、二人の体験談を通して説明していきます
あごひげ先生
まずかんなさんの場合は〝うつ病〟になっていたんですね
思いつめて考えすぎたり頭が回らなくなっていたり
自分はダメだと自己否定感でいっぱいだったわけです

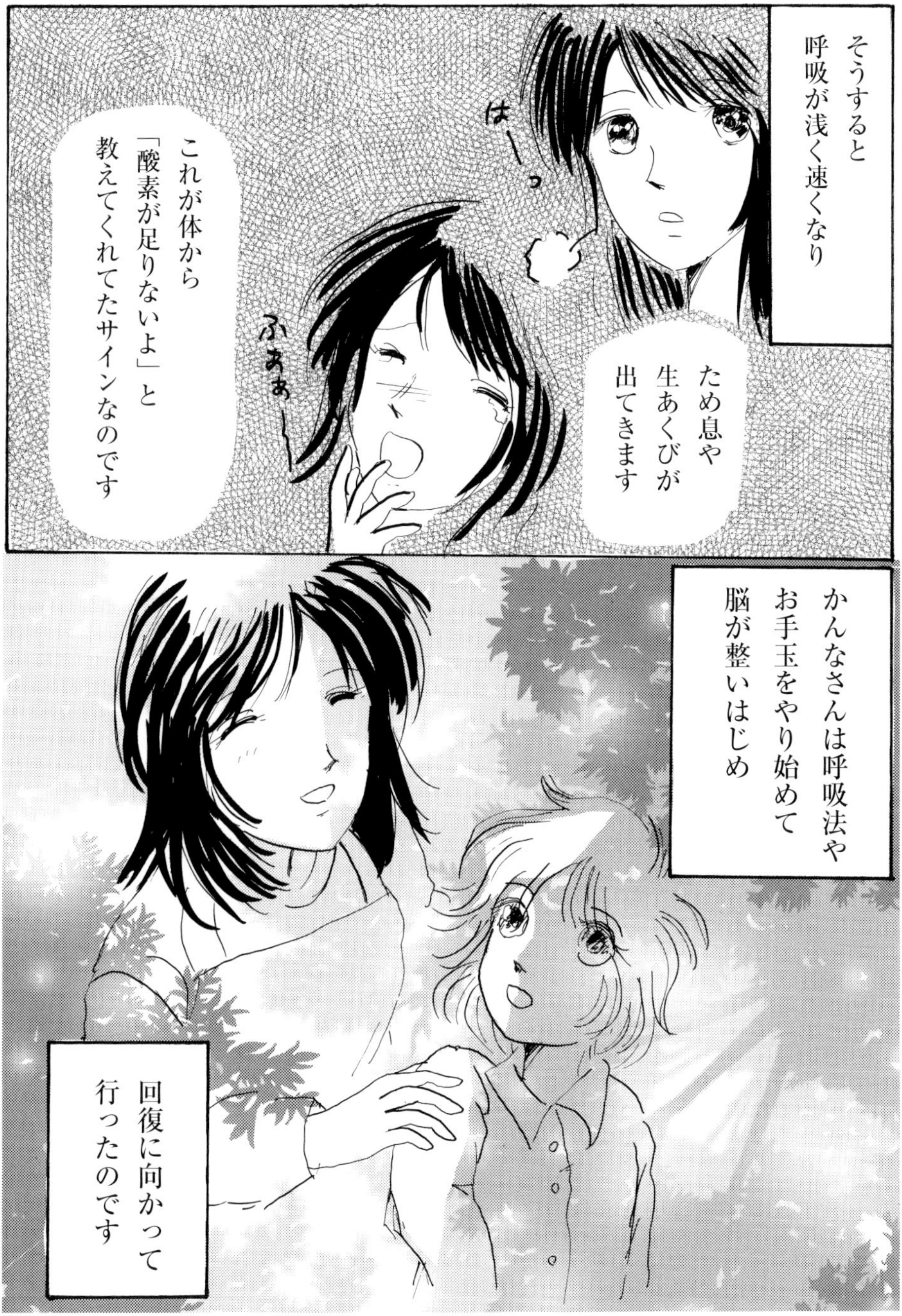
そうすると
呼吸が浅く速くなり
はーっ
ため息や
生あくびが
出てきます
ふぁぁ
これが体から
「酸素が足りないよ」と
教えてくれてたサインなのです
かんなさんは呼吸法や
お手玉をやり始めて
脳が整いはじめ
回復に向かって
行ったのです

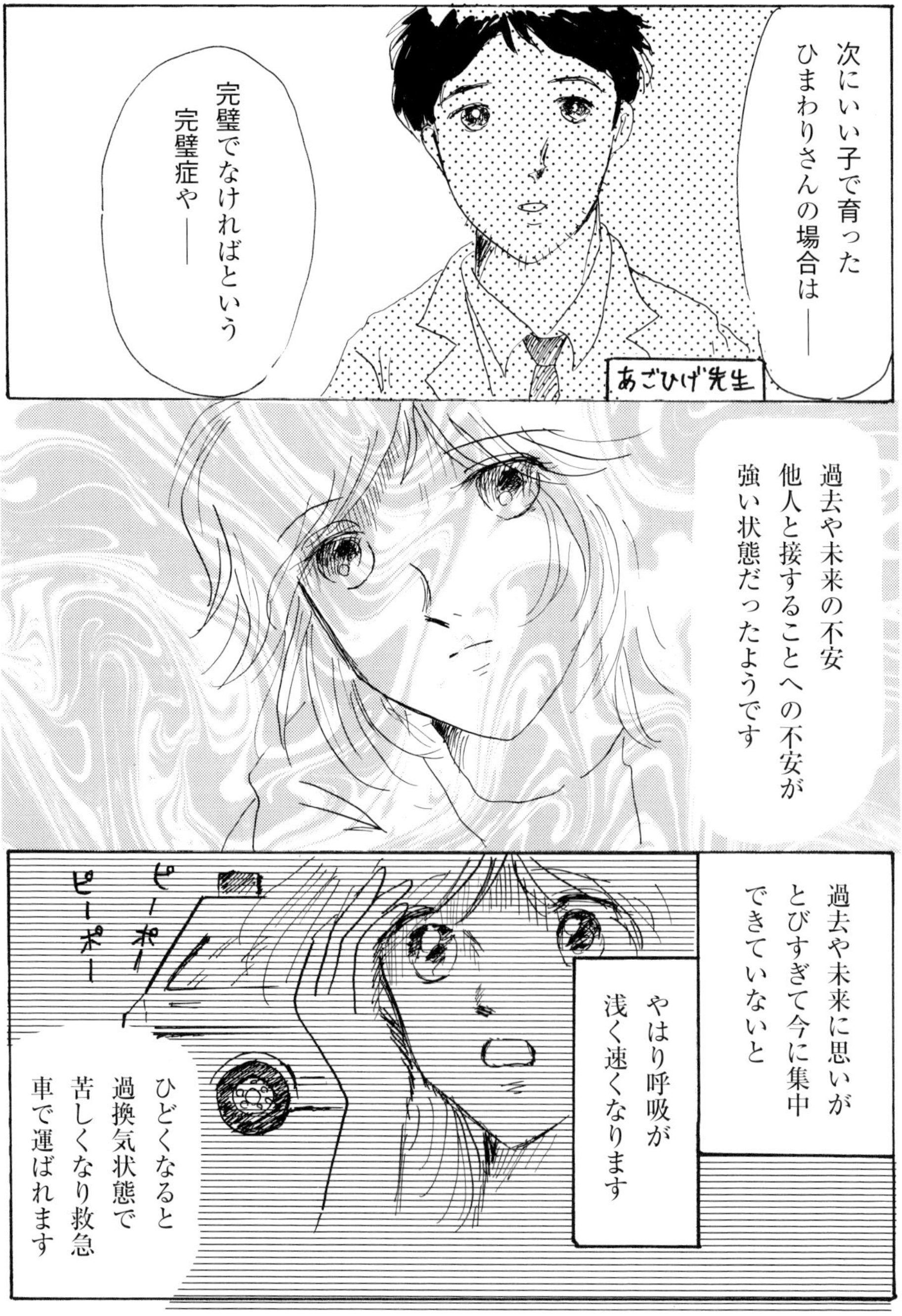
次にいい子で育った
ひまわりさんの場合は――
あごひげ先生
完璧でなければという
完璧症や――
過去や未来の不安
他人と接することへの不安が
強い状態だったようです
過去や未来に思いが
とびすぎて今に集中
できていないと
やはり呼吸が
浅く速くなります
ピーポー
ピーポー
ひどくなると
過換気状態で
苦しくなり救急
車で運ばれます

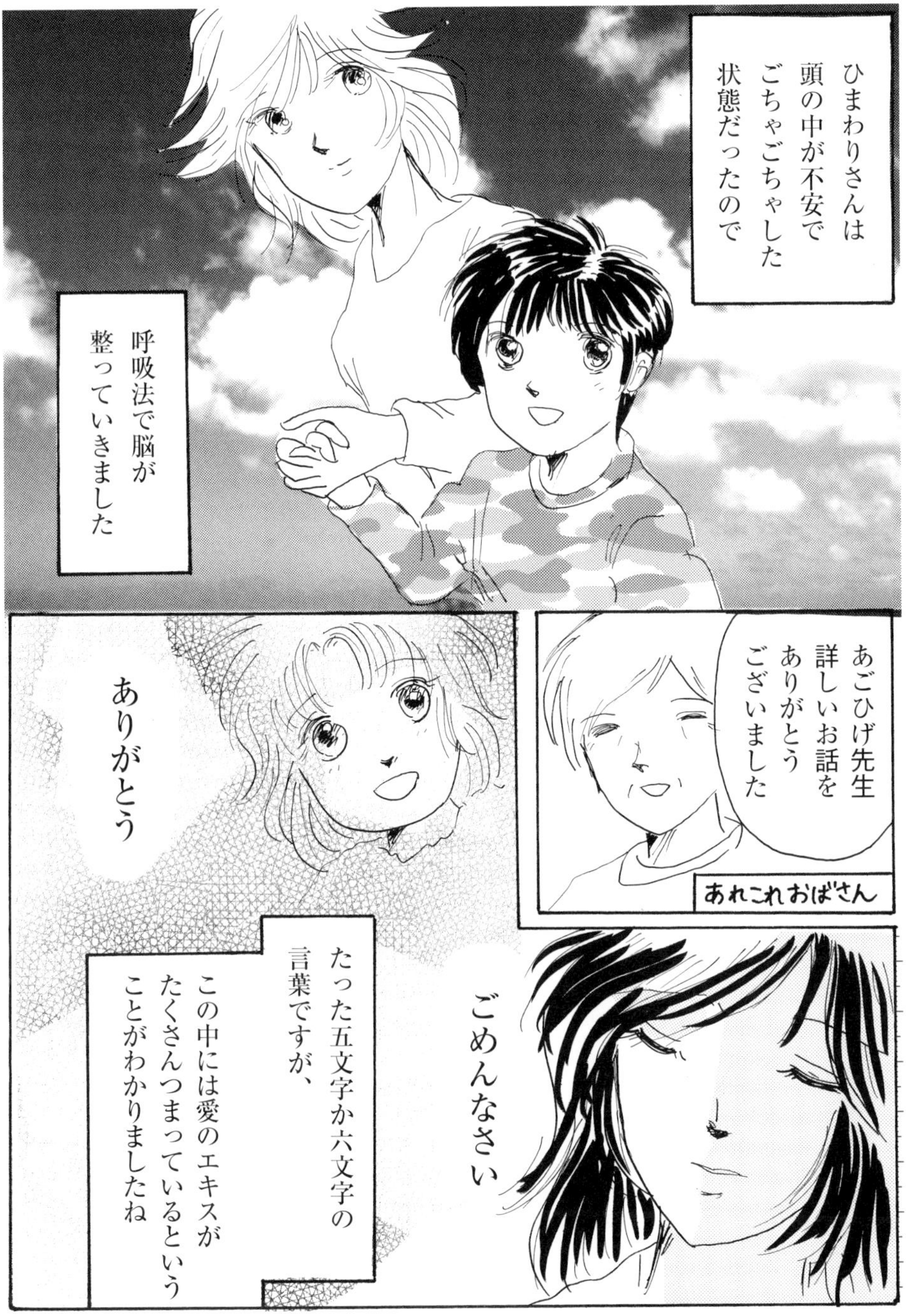
ひまわりさんは頭の中が不安でごちゃごちゃした状態だったので
呼吸法で脳が整っていきました
あごひげ先生詳しいお話をありがとうございました
あれこれおばさん
ありがとう
ごめんなさい
たった五文字か六文字の言葉ですが、
この中には愛のエキスがたくさんつまっているということがわかりましたね

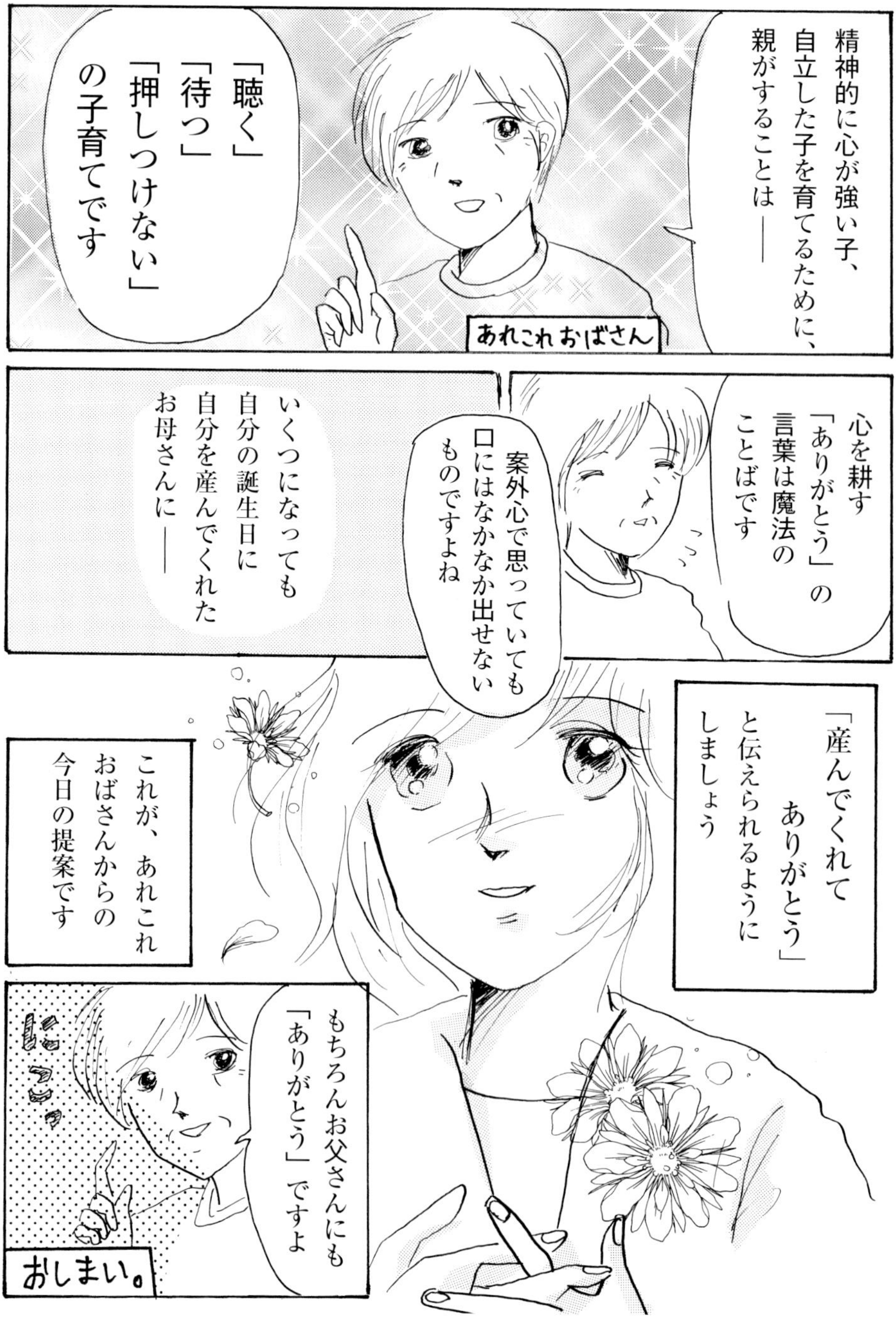
精神的に心が強い子、自立した子を育てるために、親がすることは――
「聴く」「待つ」「押しつけない」の子育てです
あれこれおばさん
心を耕す「ありがとう」の言葉は魔法のことばです
案外心で思っていても口にはなかなか出せないものですよね
いくつになっても自分の誕生日に自分を産んでくれたお母さんに――
「産んでくれてありがとう」と伝えられるようにしましょう
これが、あれこれおばさんからの今日の提案です
もちろんお父さんにも「ありがとう」ですよ
おしまい。

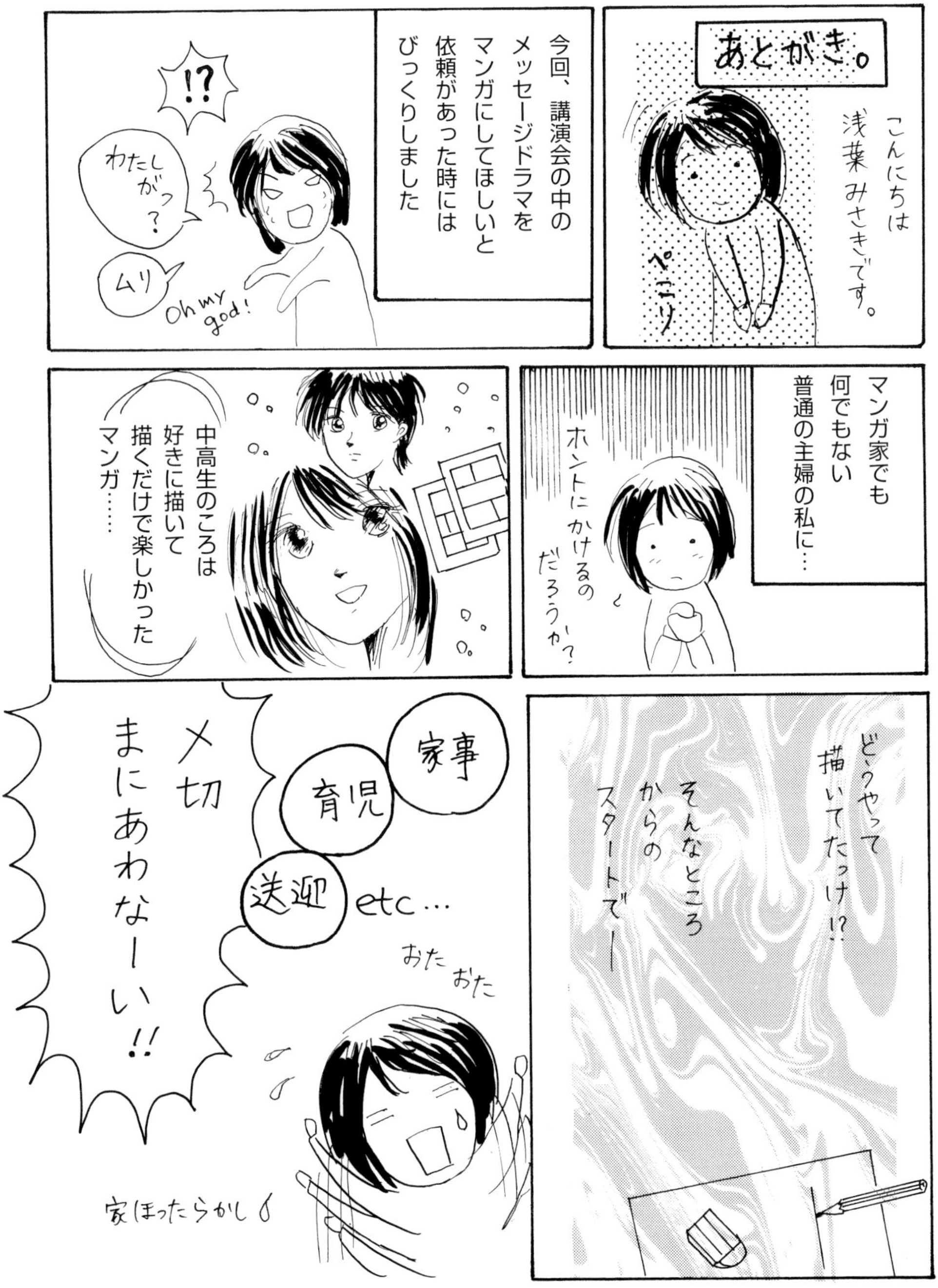

あとがき。
こんにちは
浅葉みさきです。
ペこり
今回、講演会の中のメッセージドラマをマンガにしてほしいと依頼があった時にはびっくりしました
!?
わたしがっ?
ムリ
Oh my god!
マンガ家でも何でもない普通の主婦の私に…
ホントにかけるのだろうか?
中高生のころは好きに描いて描くだけで楽しかったマンガ……
どうやって描いてたっけ!?
そんなところからのスタートでー
家事
育児
送迎
etc…
〆切まにあわなーい!!
おたおた
家ほったらかし♪

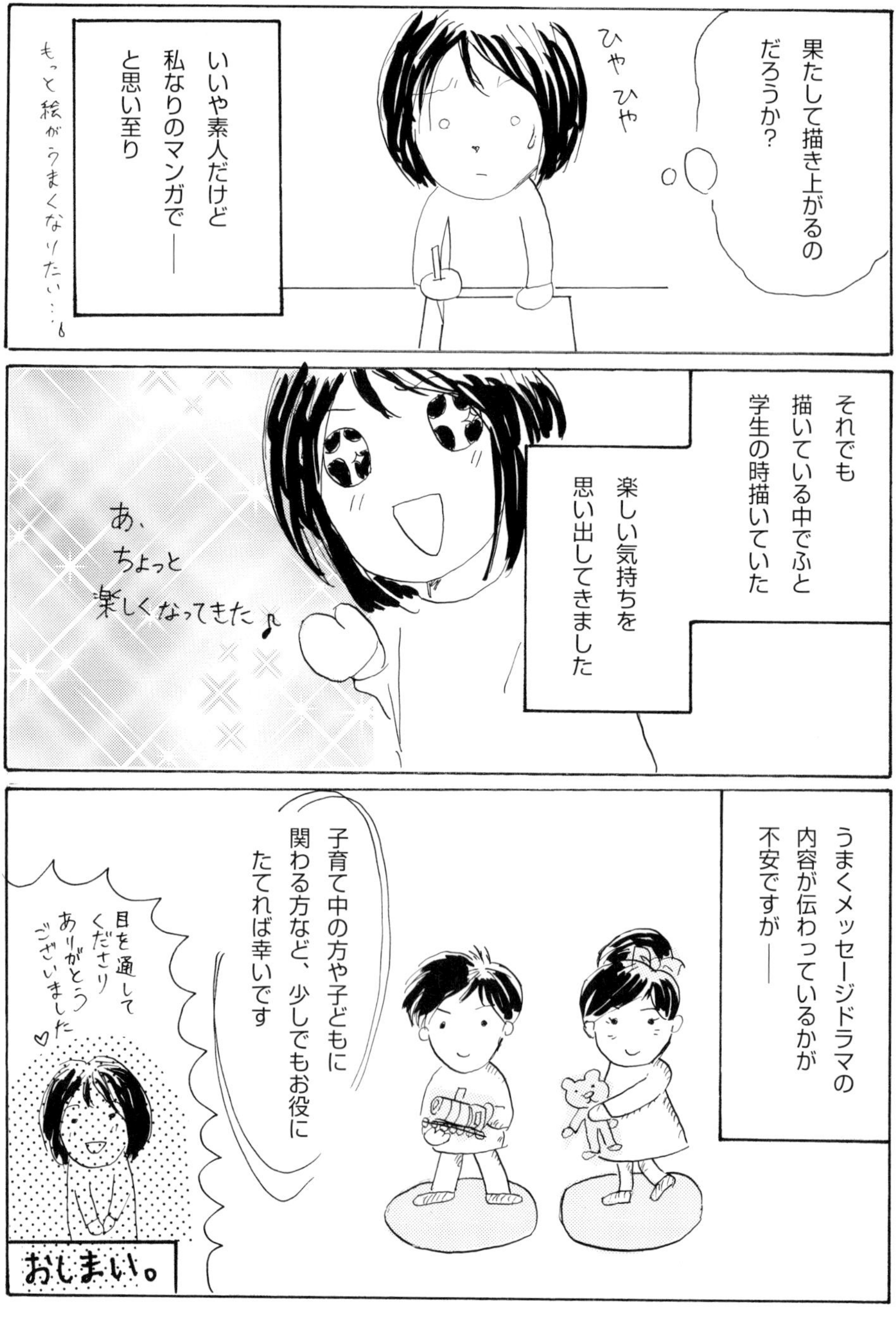
果たして描き上がるのだろうか?
ひやひや
いいや素人だけど私なりのマンガで――と思い至り
もっと絵がうまくなりたい…
それでも描いている中でふと学生の時描いていた
楽しい気持ちを思い出してきました
あ、ちょっと楽しくなってきた♪
うまくメッセージドラマの内容が伝わっているかが不安ですが――
子育て中の方や子どもに関わる方など、少しでもお役にたてれば幸いです
目を通してくださりありがとうございました♡
おしまい。

ヘルスアート医療をより理解していただくために

中原和彦

目次

ヘルスアート医療とは

九州大学心療内科の初代教授である池見酉次郎先生は、「全人的健康法で大切なことは〝調息〟〝調身〟〝調脳〟そして〝調心〟である」と常日頃われわれに教えていただきましたが、このことを分かりやすく実践する一連の流れを「ヘルスアート（健康芸術）」と呼んでいます。最初はうまくできなことで、やりたくないという気持ちを抱く人もいます。しかし、そこを乗りこえて、実践、継続という二点さえ守れば、健康への扉は必ず開かれるのです。

ヘルスアート医療の実践には八段階あります。

一、自分が主役
二、病気の出口より健康の入口を探す
三、脳を整える
四、自己表現（自己実現）
五、今を生きる
六、認知の歪み（心癖）に気づき修正する
七、ふれ愛力（コミュニケーション能力）を高める
八、健康的死生観

ヘルスアート医療を簡単に要約しますと、以下の三つになると思います。

一、自分が主役で脳を鍛える

二、脳を整えてから自己表現をする

三、自己表現をしながら自分の心癖に気づき修正する

実はお手玉には、以上の三つの効果が期待できると思っています。

ヘルスアート医療は当初、ストレスによる心身症などの不定愁訴を対象に進めてきましたが、最近では救急ではないあらゆる病気に応用できるのではないかと考えています。

したがって、ヘルスアート医療を患者さんに実践していただくことで、色々な病気が自然に消失していくことも稀《まれ》ではありません。

脳の働き

脳には右脳と左脳があります。

右脳は「生かされている」、左脳は「生きてゆく」という働きがあります。

「生きてゆく」ためには、まず「たくましく」(チャレンジ精神、勇気)、そして「うまく」(調和、協調、知恵)、「よく」(進歩、目標、希望など)生きることが大切です。

渡り鳥は左右の脳を交互に眠らせながら飛んでいるために、長距離を疲れることもなく飛ぶことができると

言われていますが、現代のようにストレスの多い社会においては、左脳中心といわれ、右脳を使うことが少ないようです。

そのために様々な身体的、精神的、社会的な問題を生じています。

したがって、現代人においては脳の疲労や偏った使い方を解消するために、右脳活性のトレーニングや右脳と左脳のバランスを整えるトレーニングをする必要があると思われます。そして、そのような脳の活性化には「お手玉遊び（療法）」は非常に適したトレーニング方法の一つなのです。

呼吸法（調息）とは

「ヘルスアート」というのは、まず呼吸を整えて体を動かして整えて、脳を整えるという作業。これが大前提なのです。

脳が疲れている患者さんたちに、私がお勧めするのは、薬でもカウンセリングでもありません。まったく別のことです。私が患者さんに試してもらうことは、三つあります。

三つとも、診察時にやり方を説明し、自宅でも毎日練習するように勧めます。順に説明していきましょう。

まずは「ティッシュペーパー呼吸法」です。針金で作られたハンガーに、ティッシュペーパーを垂らし、これを使って呼吸法の練習をするのです。ティッシュペーパーにフーッと息を吹きかけて、ティッシュペーパーが水平に持ち上がったら一回と数えます。十回できたら合格。このとき、鼻から息を吸うとか、腹式呼吸とか考えなくてもけっこうです。ティッシュペーパーが水平になるまで吹き上げてください。

ハンガーの直線部分に、ティッシュペーパーの端をのりづけし、ハンガーの掛け手を下にして持ち、垂れ下がっているティッシュペーパーに息を吹きかけて、水平になるまで吹き上げる。

私がやって見せると、たいていの患者さんは「こんなの簡単」と思うようです。だが、実際はなかなかできません。必死でフーッフーッと吹くのですが、ティッシュペーパーは容易に持ち上がらないのです。五〜六回がやっとで、二〜三回で酸欠状態になり、頭がクラクラしてしまう人も少なくありません。うつに苦しむ人は、植物脳が疲れ、自律神経の機能が低下し、深い呼吸ができないからです。その自律神経の乱れを調整するための有効な手段が、この呼吸法です。これは、呼吸の深さをチェックする手段でもありますが、毎日行うことで、深い呼吸を身につけるトレーニングにもなります。

深い呼吸ができるようになると、自律神経の働きが調整される

自律神経は、心身を活動的にする交感神経と、リラックスさせる副交感神経が拮抗して働くしくみになっています。うつなどの症状に悩む人は、このバランスがくずれて、交感神経が過剰になっています。そのためにさまざまな不定愁訴が起きるのです。深い呼吸を行うと、副交感神経が優位になるため、心身がリラックスし、不定愁訴の生じる頻度も少なくなり、最終的には消えていくのです。呼吸法を会得し、植物脳の働きを整え、乱れている自律神経を調整する。これは治療の大前提です。さらにつけ加えると、深い呼吸をくり返すことは、自律神経の調整のみならず、脳内の血流状態を改善することもわかっています。

「植物脳」を整えてつらい不定愁訴を撃退

私は「身体を整えながら脳を整える」心身医学をベースに、ヘルスアート医療という独自の診療にあたり、うつや更年期障害、パニック障害など、さまざまな不定愁訴の改善に大きな成果を挙げてきました。

人間の脳は、身体と心の働きを司っています。この両者の働きの調和こそ、セルフコントロールの基本であ

り、健康の本質だと言えるでしょう。つまり、脳の働きが心身の健康を大きく左右するのです。

脳の機能は大きく三つに分けられます。一つは脳幹で、呼吸や血液循環、体温など、「生きていくため」に最低限必要な生命活動を調節しています。もう一つは大脳辺縁系で、食欲や性欲などを司り「たくましく生きるため」の働きを担っています。そして三つめが大脳新皮質で、理性、思想、創造力など「人間らしく生きるため」の活動を支えています。

私は脳幹＝植物脳、大脳辺縁系＝動物脳、大脳新皮質＝人間脳と呼んでいますが、脳を整えるには、命を支える一番の基礎となる植物脳からスタートして、動物脳⇩人間脳という順序を辿ることが大切です。

今回紹介する「ティッシュペーパー呼吸法」は、必ず皆さんに、最初にやってもらう療法の一つで、おもに植物脳を整える方法です。

うつなどの病気に苦しむ人は、呼吸が非常に浅くなっています。なぜなら植物脳の疲弊がひどいからで、自律神経のバランスが乱れているサインでもあります。

ティッシュペーパー呼吸法は、呼吸の深さをチェックする手段になるほか、深い呼吸ができるようになるトレーニングとして非常に有効です。

呼吸の「可視化」で自宅で簡単にできる

ティッシュペーパー呼吸法を練習して深い呼吸ができるようになると、自律神経のバランスが整い心身がリラックスし、不定愁訴が快方に向かいます。

また、深い呼吸をくり返すことで、脳内の血流がよくなることも明らかになっています。血流がアップすることで、脳の活性化も期待できます。

呼吸法は世の中に多数ありますが、ティッシュペーパー呼吸法の最大の特徴は「可視化」にあります。すなわち、ティッシュペーパーの動きによって、「どれだけ深い呼吸ができているか」が一目瞭然で、誰でも簡単に判断できるのです。

ティッシュペーパー呼吸法は、とくに不調がある人ほど、辛く感じます。実際、うつの人が初めてやると、少ししか動かなかったり、二、三回やるだけで頭がクラクラして上手くできないケースが大半です。

一方、うつなどを抱えている人の特徴として、「できないことを恥ずかしく思う」傾向が顕著にあります。ティッシュペーパー呼吸法は、こうした「心の癖」に気づき、「できない自分」を認めてさらけ出す訓練でもあるのです。

少しずつ上達するにつれて、心身の調子も上がってくるので自然とモチベーションも高まります。ティッシュペーパー呼吸法はサボっていると下手になってしまいますし、その日の心身の調子を如実に表します。

最初は苦しいし上手くできないことで、やりたくないという気持ちを抱く人もいます。しかし、そこを乗りこえて、実践、継続という二点さえ守れば、健康への扉は必ず開かれるのです。

膝の上げ下げ運動（調身）

二つめは、膝の上下運動です。いすに腰かけて背すじをのばし、片方の膝を十回ずつ上げ下げするというシンプルな運動です。

一秒に一回程度のゆっくりしたペースで十回くり返します。「いーち、にー、さーん」と声に出して数えながら、片足の十回が終わったら、反対の足を同様に十回上下します。

これを交互にくり返して、左右三十回ずつを一セットとします。

一日に五セット以上、できれば八セットを目標としましょう。洋式トイレを使うときや、いすで食事をする前後、駅や公園のベンチでひと休みするときなど、機会をみつけてこまめに行ってください。

効　果

動物脳（大脳辺縁系）を整え、食欲や性欲、感情の起伏などを復活させる一助になります。このひざの上下運動のリラックス効果や不安軽減効果を明らかにした人は、鹿屋体育大学の山中隆夫教授（現在は鹿児島国際大学教授）です。私は、その研究発表を拝見し、山中先生に了解を得て、クリニックの治療に採り入れました。

お手玉療法について

最後に必ずやってもらうのが、お手玉です。患者さんは、倦怠感や脱力感に悩まされ、しかも、頭重感に苦しんだり、頭にモヤがかかったような状態だったりして、集中力を欠いています。どこか上の空で、問診がスムーズに進まないことすらあります。そうした患者さんにお手玉をやってもらうと、変化が見られます。目がキラキラし、お手玉に集中し始めます。

脳への効果

第一が、人間脳（大脳新皮質）に対する活性効果です。お手玉を落とさずに操り続けるためには、お手玉の動きを目で追いながら、左右の手をリズミカルに動かさなければなりません。この一連の動作には大脳新皮質のいくつもの領域が使われます。脳が活性化され、働きが悪くなっていた人間脳の調整に役立つのです。

第二が、脳の左右のバランスを調整する効果です。お手玉で右回しを行ったあとは、必ず左回しもやってもらいます。ご存じのように、右脳と左脳は、異なった役割を担っています。「論理の脳」といわれる左脳中心の現代社会では左右の脳のバランスがくずれがちで、そのためストレスに対して脳の抵抗力が低下すると考えられています。左右の脳のバランスを整えることは、うつ病治療の大切なポイントになります。

第三が、セロトニンをふやすリズム運動の効果です。セロトニンは、心のバランスを整える働きをする、脳内の神経伝達物質です。これをふやすのにリズム運動が有用であることがわかっています。お手玉は手軽にできるリズム運動です。

お手玉は、脳を活性化し、左右の脳のバランスを整え、セロトニンをふやす

うつで悩んでいる患者さんたちには、共通して一つの特徴があります。それは「今がない」ということです。患者さんの心は、過去の出来事にとらわれているか、未来におびえているか、そのどちらかです。お手玉がとりわけ優れているのは、そんなうつろな心の患者さんを「今、ここ」に引き戻してくれる点です。お手玉によって、患者さんたちは「今を生き始める」ことができます。少なくとも「今を生きる練習」をすることができます。

お手玉の特徴についてですが、現時点では以下の四つの特徴があります。

一、遊び（趣味）
二、競技（技を磨き、競う）
三、芸術の創造（お手玉健康芸術やお手玉演舞など）

四、健康および治療

さらに、お手玉と健康の関連については各種医学会で発表したり、『お手玉が癒す心とからだ』（海鳥社）という私の著書に詳しく書いていますが、

一、集中力
二、立腰
三、リズム
四、笑い
五、創造性の楽しさ

などにより上記のような脳の活性化を促し、その結果、認知症予防やストレス病、更年期障害などの対策にも大きく貢献しているところです。

右手を使うと左脳、左手を使うと右脳、そしてこれにリズムを加えると、なおいいのです。音楽はリズムがあるからいい。

どういう効果があるかというと、ネズミの実験で、イライラして噛みつくようなネズミにリズムを植え付けると、セロトニンという物質が出ておとなしくなるのです。イライラしなくなる。だから、イライラする人はセロトニンが少ないなあと思ってくれたらいい。

セロトニンが少ないということは、生活にリズムがないということ。

リズムを覚えるとイライラ、噛みつきがなくなるわけです。

これからはそういうふうに見たら楽しいでしょう。

ヘルスアート医療とお手玉

ヘルスアート医療として患者さんに行っている〝お手玉〟を共同研究していただくために、鹿児島大学心身医療科に依頼していましたが、顕著な成績が出たので平成十七（二〇〇五）年、神戸で開催された世界心身医学会議にて発表することができました。

発表者は私の次男、中原敏博（当時、日本心身医学会認定医、医学博士）であり、私も共同研究者として、教授、助教授など教室員と連名での発表でした。

その時、息子から一般の皆様に向けた簡単なメッセージを送ってもらいましたので、参考のために、以下に掲載させていただきます。

「平成十七年八月二十一日から一週間、神戸の国際会議場で第十八回世界心身医学会議が開催されました。初日の八月二十一日には天皇皇后両陛下が御来席され、また世界各国から心療内科医、精神科医、臨床心理士の方々が多数参加されました。

今回、私はお手玉に関しての発表をする機会がありましたので簡単にご報告します。

今回私が発表した内容は『The effect of juggling therapy for anxiety disorders（不安障害に対するお手玉治療効果）』というテーマでした。

簡単に説明させていただきますと、パニック障害やＰＴＳＤ（外傷後ストレス障害）などの不安障害の方々の不安レベルは、抗不安薬やカウンセリングなどのスタンダードな精神療法に加えてお手玉を併用することで、お手玉を併用しなかった方達と比較して、より一層早く改善して元気も出てきたという結果でした。

今回はポスターセッションでの発表でしたが、外国の方々も大変興味をもたれたようで、多数の質問がありました。また、実際にお手玉を手にとってやってもらいましたが、皆さん笑顔が絶えず、私のつたない英会話でも十分にコミュニケーションがとれました。

お手玉パワーを再認識させられた上に、言葉は違っても心が通じて、あたたかな気持ちにさせてもらいました。

かつてマザーテレサが『地球上には二つの飢えた地域があり、一つはアフリカ、もう一つは日本です』と言われたと聞いたことがあります。

アフリカは物質的な飢えで、日本は精神的な飢えだそうですが、お手玉の良さを広めることで、あたたかな人と人との関わりが生まれ、この精神的な飢えを満たしていくことが出来るのではないかと思いました。

ヘルスアート医療によって、これから世界がその効果を認めたお手玉で心身ともに健康な毎日を過ごせる人が増えたら素晴らしいことですね」

以上のような内容の手紙でした。

十七名の不安障害の患者さんたちにお手玉を応用し、不安とうつが軽減し、活動量、活力度が上昇したという結果は、私の著書『お手玉が癒す心とからだ』の内容を証明した成績でもありました。

自立の三条件

よく「主体性のある人になりたい」とか「自主的に仕事をしたい」などという言葉を聞きますが、この主体性や自主性と自立はどこが違うのでしょうか？

子どもを育てていく場合に、このことがよく家庭教育や学校教育で問題になります。

結論を先に言いますと、主体性のある人は〝決断力〟と〝責任感〟があります。

それに比べて自立した人とは、上記の主体性のある人に〝思いやり〟という要素が加わった人のことです。

つまり、自立した人とは〝決断力〟〝責任感〟〝思いやり〟がある人のことです。

これを自立の三条件と呼んでいます。

この自立の三条件が子どもの心に育つには、親や他者が子どもに対してどのような関わりやふれあいをすればいいのでしょうか？

実は第一の条件の「決断力」が育つためには、一つの盲点があるように思えるのです。

親が積極的にものを言う場合に、子どもがそれを真似して、積極的に決断できるだろうと錯覚される場合が多いのです。

ところが、これは逆でありまして、親が意識的にものを言わない態度の方が、子どもが積極的に物事を決断できるようになるようです。

つまり、「言うより聴け！」ということが大切な態度なのです。

子どもの決断力が身につくには親は〝聴く、訊く〟〝待つ〟〝押しつけない〟という態度がぜひとも必要なようです。

ある時、テレビの子ども番組で子どもたちに質問しました。

「お母さんの口癖で多い言葉は？」に対して「勉強しなさい」、「早く起きなさい」、「駄目じゃないの」、「宿題しなさい」、「早くしなさい」、「早く寝なさい」などでした。

実は、子どもがやる気をなくす親の言葉として上記のような指示、命令的な言葉が多いことが分かっています。

親の指示、命令に素直に従って自分の意見を言わない子どもをいわゆる「いい子」と呼んでいますが、いい子は何がいいかと言いますと、実は親にとって都合がいい、教師にとって都合がいいのであって、本人にとって本当は都合が悪いのではないかと言われています。よく小学校時代のいい子が中学校に入ってから急に反抗し始めることが多いようですが、このことを「いい子の豹変」と呼んでいます。

子どもが選択して決めるチャンスを親が決めているのですから、子どもに決断力が身につくはずがありませんよね。

自立の反対の依存になりますからね。

第二の条件として「責任感」が子どもに育つためにはどのようにあったらいいのでしょうか？

責任感のない人がとっている態度を見れば推察できると思いますが、何かをして失敗した場合に責任感のない人（無責任な人）は必ず「他のせいにする」という特徴があります。この無責任な心を責任感に変えて行くには、「謝る」「お詫びをする」「ごめんなさいを言う」などを身につければいいのです。

それには親がお手本を示すことが最もいい方法と言えるでしょう。

子どもが家にいて親が帰りが遅くなった場合、「遅くなってごめんね」とか、子どもがテレビを見ている前を横切る場合には「ちょっと、前を通るけどごめんね」などと素直に親が子どもに「ごめんなさい」を言うことによって、子どもが平気に、気楽に「ごめんなさい」と言えるようになるのです。

第三の条件である「思いやり」については大変難しいのですが、親がお手本として人のためになる行為（ボランティアなど与える愛や無償の愛）をしたり、あるいは子どもが親の手伝いをしたりした時に、親が子どもに対して「ありがとう、助かったよ」などと感謝の言葉を伝えていますと、子どもがいつの間にか親の喜ぶことや人のためになることをします。

即ち「思いやり」の気持ちが自然に芽生えてくるようです。

体験発表

ヘルスアート医療をより深く理解していただくために、ある患者さんの体験発表の一部を参考にしていただきたいと思います。


私は自分の身の周りの環境が一つでも多く変われば、自分も変われるのだと思っていました。二十代で転職、結婚、出産、引越、自分が変わるどころか身も心も疲れが増していき、不定愁訴に悩むようになりました。

そんな私が二〇〇三年八月、中原先生とヘルスアートに出会いました。

そして、自分の環境は変わらなくとも、自分を変えられるということを初めて体感しました。最初に「自分が主役」という事と、病気の出口ではなく「健康の入口」を探す事を教えていただきました。

そして、病気の症状ばかりにとらわれている私に「健康になれば何でもできるから」と声をかけていただきました。病気さえなくなれば、と思っていた私にとってこの言葉ははっとさせられました。この言葉を知ることで「自分の力で健康へ向かって歩いていこう」という気持ちが強く出てきました。

この言葉と同時にティッシュペーパー呼吸法を教えていただきました。

はじめの頃はティッシュも上がらないことが多く、なんとかティッシュが上がるようになった頃、頭痛、下痢、吐き気、ぜんそく、皮膚のかゆみ、不眠、そのほか様々な不定愁訴がなくなっていました。

その後、お手玉も教えていただき練習するようになりました。お手玉は様々なことを私に教えてくれました。お手玉に集中することで「今」というものを体感することが少しずつできるようになりました。

これに「自分を信じる」という気持ちをつけ加えることで長年悩んできた〝確認グセ〟も自然と収まってきました。

頭が疲れている時ほど、お手玉をするとスッキリするのも分かってきました。

お手玉を一〇分もすれば、体も温まり、頭もスッキリし、ぐっすり眠れるようになりました。

また、新しいお手玉の技にチャレンジしようとするワクワク感を久しぶりに思い出させてくれました。

夫婦でする〝二人お手玉〟もケンカが多かった主人との間に笑いを取り戻してくれました。

ヘルスアートは病院で先生と会っているときだけにするものではありません。

呼吸法やお手玉をしている時だけがヘルスアートではないと思っています。

朝起きて、夜眠るまで生活のすべてがヘルスアートのレッスンの場だと思い、毎日過ごしています。

こんなにも生きていることの喜びとおもしろさを実感させてくれた、ヘルスアートと中原先生に感謝しています。

監修を終えて

特定非営利活動法人
「子どもの脳・心・生命（いのち）を守る会」代表
ヘルスアートクリニックくまもと　院長
中原和彦

平成二十五（二〇一三）年八月十一日に熊本市内の市民会館大ホールにて「子どもの脳・心・生命《いのち》を守る会（特定非営利活動法人）」の主催で「メッセージ～子どもの自立と愛」をテーマにしたメッセージドラマが演じられました。熊本県、熊本市をはじめ、熊本県教育委員会、熊本市教育委員会なども後援していただき、大盛況で感激のうちに終了することになりました。

その時に考えたことは、この愛と自立のドラマを参加した人達以外の、多くの人たちに知っていただきたいと強く思ったのです。

そこで、子どもにも大人にも読んでいただけるマンガで、この大切なメッセージを伝えようと思ってこの企画をしたのです。

さて、マンガは誰に描いてもらおうかと思ったときに、私の娘（長女の和佳子）を思い出しました。娘は高校生の時にマンガクラブに入っており、一冊のマンガを数名で分担して出版したことがあり、その時の娘のペンネームが「浅葉みさき」だったのです。

今回のマンガの下書きをはじめて見させてもらった時は、正直ビックリしました。繊細な顔の表情や仕草などがあまりにもいきいきしていて、こんなに上手だったのかと改めてビックリしたのです（親バカかもしれませんが……）。

さて、メッセージドラマで伝えたいことを要約すると、世の中は次第に愛欠乏状態が増えてきています。逆に言えば、愛や注目を求める人が次第に増加しつつあるということです。

この原因は恐らく、愛欠乏の人が子どもを生み、その子どもに愛を注いで充分に育てられない。ひどい場合は、育児そのものを放棄して、子どもを捨てたり、施設に預けたりするということが増えてきていることがあります。

愛欠乏の親から生まれる子は、愛欠乏になることが多く、その子から生まれる子はさらに愛欠乏になるといった愛欠乏の連鎖反応が起きていると推定されるのです。

この連鎖反応をどこかで断ち切る必要があります。そうしなければ、世の中は愛欠乏で満たされるようになり、求める愛の人たちが増えて、与える愛の人たちが減少していく世の中になるのではないでしょうか？

今、世の中で騒がれている子どもや大人の事件の数々（世間の注目を浴びたい事件や危険ドラッグ、麻薬への逃避、こうしたことの乱用、さらにギャンブルに走って借金を増やしていったり、若年者の妊娠・中絶など）を減少させるためには世の中から愛欠乏（求める愛）の数を減らす社会的、教育的運動が必要と思うのは私だけではないと思います。自殺が依然として減少しないことも愛欠乏増加と考えられるのです。私はこのようなすべての現象を全て含めて「愛欠乏症候群」と呼ぶことにしました（拙書『生かされて生きる』〈海鳥社〉参照）。

愛欠乏症候群には大きく分けて三つの段階があるようです。

愛欠乏の程度がひどい段階から順番に列記しますと以下のようになります。

まず、「引きこもり」が表れ、さらに「自傷行為」（自分いじめ、リストカット、自殺など）へと進み、さらに「他罰行為」（いじめ、暴力行為など）まで進行します。

しかし、こうした、家庭の愛欠乏の状態は、周囲とのふれあい支援などによって、このメッセージドラマのように、驚くほど素敵な家庭環境へと変化することが可能なのです。それも急激に変化するのです。

意見 視点

お手玉 子どもの脳救う

中原　和彦　ヘルスアートクリニックくまもと院長

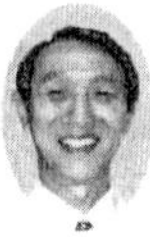

1968年熊本大医学部卒。同大産婦人科講師、御幸病院健康増進部長などを経て、心療内科に診療分野を広げ、2005年熊本市でクリニック開業。「子どもの脳と心を守る会」代表、「日本のお手玉の会」顧問などを務める。著書に「生かされて生きる」「お手玉が癒す心とからだ」など。

子どもを取り巻く社会環境が急激に変化し、脳機能に障害が生じて来院される若い患者さんが増えています。これは、IT機器の汎用《はんよう》で携帯メールやテレビゲームを長時間使用することで、「やる気が起きない」「記憶力が低下する」「突然キレる」などの症状が起こり、「メール脳」や「ゲーム脳」と呼ばれる独特の脳機能障害（前頭前野の障害）が発症するからです。

しかし、調息（呼吸を整える）、調身（身体を整える）などにお手玉療法を始めとするヘルスアート（健康芸術）と呼ばれる治療法を加えることで、脳の働きが整い、治癒することも最近、分かってきました。

お手玉が脳機能障害に治療効果があるというのは、不思議に思われるでしょうが、お手玉をするとその間はまず心の不安がなくなります。そして集中力が高まり、姿勢が良くなる（立腰効果）、そしてリズム感を保つことでセロトニン（幸せ感を高める脳内の神経伝達物質）の上昇も期待できます。つまり脳を整える効果があるのです。不安障害やうつ症状の治療にも有効で、すでに医学会や論文で発表してきました。

具体例を紹介しましょう。うつなどの多彩な不定愁訴で来院したある学生の患者さんは、テレビゲームを毎日6~7時間し、大学受験に4回失敗していました。1年半の受験勉強のブランクがありましたが、お手玉治療で次第に脳が整ってきた時に「工学部に行きたい」と言われました。

そこで、IT機器の使用を1日1~2時間に制限することを約束し、受験勉強を再開。今年で5回目の挑戦でしたが、志望の工学部に見事に合格したのです。

現代のようなストレス社会では、人の脳が疲れ、バランスを崩すことが容易に推察されます。子が親や見ず知らずの人を殺害したというニュースが度々報道されていますが、社会の中に子どもたちの脳の健全な発達を歪《ゆが》ませる要因が増えていることをうかがわせます。

九州大心療内科の初代教授だった故・池見酉次郎《ゆうじろう》先生（1915~99年）は生前、「子どもの脳が危ない。心を病む人たちには、脳を整えることを最優先すべきだ」としてヘルスアートという概念を提唱し、「身体を整えながら脳を整える」という心身医学の理論を作られました。その治療法として、呼吸法や自彊《じきょう》術があるのですが、最高のヘルスアートがお手玉という伝統的な遊びだということを、私は治療を通して発見しました。

現代では共稼ぎ夫婦が増え、テレビ・ビデオなどのIT機器を利用しての子守・子育て・教育が当たり前のように行われています。愛情不足で育った母親が増えて、子育てに難渋し、親子のスキンシップも少なくなっています。お手玉はそうした問題の解決にも、予想外の効果をもたらすはずです。

私が学校や家庭教育にお手玉を取り入れるよう呼びかけているのは、何よりも子どもたちの脳と心を守るためなのです。

平成20（2008）年５月４日付「読売新聞」

これに社会的、教育的、更には政治的支援が加われば急激に世の中は温かい、与える愛の世の中へと確実に変遷していくでしょう！

さて、与える愛の世の中に変遷するためには子どもの自立をサポート（支援）することが大切と思います。現在の世の中は子どもの自立の妨げになる行為が多いように感じられます。

では、自立していく子どもはどのようなことができる子供でしょうか？

私は少なくとも自立できている人には最低限、一、決断力、二、責任感、三、思いやりの三つの条件が不可欠と考えています（拙書『続生かされて生きる』『健康のとびら』〈共に海鳥社〉参照）。

それでは、子どもの自立へのサポートに関して最低限必要なことは何でしょう？

待つ、聴く（訊くを含む）、押しつけない（指示・命令をしない）を実践することにより、子どもの「決断力」が育ってくることが自立への最初のサポートと考えられます。

次に「責任感」に対しては最低限、「ごめんなさい」の大切さを親たちや周りが実践して、いつの間にか子どもが「ごめんなさい」と言える環境に育つことが大切と思います。

なぜならば、社会に出て何かで失敗することや間違うことは誰にでも起きて、それは避けられないことです。この時に人のせいにしたり、言い訳をしたりせずに、素直に「ごめんなさい」と言えるかどうか、つまり、責任感が持てるかどうかが大切と思うのです。

最後に「思いやり」です。これは、色々と幅広く、深い内容だと思われますが、最低限、「ありがとう」の言える子に育つことではないでしょうか。

それは、子どもが小さい時に、親や周りの人たちが子どもが手伝ってくれた時などには「ありがとう」と言う環境が出来ていれば、自然に子どもが「ありがとう」と言えるようになるのではないでしょうか。

三年前（平成二十四年）に、以上のことを考え、特定非営利活動法人「子どもの脳・心・生命《いのち》を守る会」を発足させました。発足一年後の平成二十五年に特別企画として「メッセージ〜子どもの自立と愛」を企画したのです。

もう読者の皆様にはお気づきと思いますが、愛欠乏症候群は子どもだけの問題ではなく、大人の問題でもあるのです。

したがって、この本の内容である「愛と自立」のテーマは、すべての人たちの人生過程に関与する重要なテーマであり、各人が心の自立を育てるために努力しなければなりません。

つまり「人生とは各人の心の自立の歩み」でもあるのです。

最後に、今回のマンガ作成の意義について読者の皆様方のご理解をいただき、このマンガが多くの子どもたちや大人たちへも読まれ、世の中が与える愛・育てる愛の「愛の泉」で潤うことを切に願って、私の監修のことばとします。

監修

中原　和彦（なかはら・かずひこ）

1943年、大分県に生まれる。

1968年熊本大学医学部卒業。医学博士。

1975年熊本大学産婦人科講師、1983年NTT西日本九州病院産婦人科部長、2003年より御幸病院健康増進部長などを経て、2005年4月より「ヘルスアートクリニックくまもと」を開院。

産婦人科関連医学会以外に、日本心身医学会、日本行動医学会、日本東洋医学会、日本抗加齢医学会、日本緩和医療学会、日本死の臨床研究会などに所属。

現在、日本心身医学会功労会員、日本のお手玉の会顧問、ＮＰＯ法人 子どもの脳・心・生命（いのち）を守る会理事長、一般財団法人「創造くまもと」評議員などで活躍中。著書に『生かされて生きる』『続・生かされて生きる』『医者がすすめる「よい生き方、よい死に方」』『お手玉が癒す心とからだ』『健康のとびら』（以上海鳥社）、『「お手玉をする」とうつ、パニック障害が治る』（マキノ出版）などがある。

中原　敏博（なかはら・としひろ）

1972年、熊本県に生まれる。

1999年熊本大学医学部卒業。医学博士。

鹿児島大学病院心身医療科診療助教、臨床講師、ファミリー薩摩心療内科部長などを経て、現在、桜が丘病院勤務、熊本地域医療センター（緩和ケアチーム）を兼任。

日本心身医学会代議員・指導医・専門医、日本心療内科学会専門医、日本精神神経学会専門医、精神保健指定医、ヘルスアートクリニックくまもと顧問などで活躍中。


本書の収益の一部は、特定非営利活動法人「子どもの脳・心・生命を守る会」の活動に使用されます。

漫画《まんが》で読《よ》むヘルスアート療法《りょうほう》
愛欠乏症候群《あいけつぼうしょうこうぐん》　心《こころ》の自立《じりつ》を育《そだ》てよう

■

2015年2月25日　第1刷発行

■

漫画　浅葉みさき

監修　中原和彦／中原敏博

発行者　西　俊明

発行所　有限会社海鳥社

〒812-0023 福岡市博多区奈良屋町13番4号

電話092(272)0120　FAX092(272)0121

http://www.kaichosha-f.co.jp

印刷・製本　大村印刷株式会社

ISBN978-4-87415-929-3

[定価は表紙カバーに表示]

中原和彦の本　*海鳥社*

病から幸せの道へ　ヘルスアート療法体験集

うつ病，パニック障害，完全脱毛，動眼神経麻痺などが実際に治ったという数々の声。「病気の出口より健康の入り口へ」そして「脳を整えて，心を整えること」が大切とするヘルスアート療法の実践集。

四六判／220頁／並製▶1500円

新装改訂版 医者がすすめる よい生き方，よい死に方

よい生き方とは，よく生きること。日々の生活の中で，病と向き合い，健康に生活する方法を模索し，自分の人生を充実させる生き方をわかりやすく説く。池見酉二郎先生の「21世紀の健康幸福学」を収録。

四六判／214頁／並製▶1400円

健康のとびら

ヘルスアート医療への道。呼吸を整える「調息」，姿勢や体のバランスを整える「調身」。さらに芸術活動に取り組むことで前頭葉を活性化させる——これがヘルスアート医療。心と体の出合いの場である脳を整える。

A 5 判／122頁／並製▶1200円

お手玉が癒す心とからだ

お手玉で始める健康への道。腰痛，五十肩が治った，更年期障害を乗り越えた，自然と笑顔がこぼれる，孫と共通の趣味ができた—痴呆症や生活習慣病の予防策として医師も絶賛するお手玉健康法の驚くべき効能。

四六判／218頁／並製／新装版▶1500円

続・生かされて生きる　健康幸福講座

好評前著の応用編。「悩」みという糸のもつれを解きほぐし，真の健康や幸福を得るための，ゆとりある自己表現や健康芸術的な生き方を具体的に示唆。

四六判／232頁／並製／ 2 刷▶1500円

生かされて生きる　健康幸福講座

自己の深いところにある「よりよく生きよう」とする能力——自然治癒力を引き出し，高め，病に打ち克つための心の転換を説き明かす。

四六判／276頁／並製／ 5 刷▶1500円

＊価格は税別